How to explain why you're vegetarian to your dinner guests

John Tilston

わたしが肉食をやめた理由

ジョン・ティルストン［著］

小川昭子［訳］

いのちと環境ライブラリー

日本教文社

——わたしが肉食をやめた理由◎目次

わたしが肉食をやめた理由

ジャレドとサム、ジャッキーとモーに捧げる

第1章 わたしのたどった道

一〇年前、妻がベジタリアンになると宣言した。家族に強制はしないというが、料理はもっぱら妻が作っていたから、わたしたちにいくらか影響がおよぶのは避けられない。しかし、わたしや子供たちはあまり気にはしなかった。もっとも、当時一〇歳だった末っ子のジャレドは、それよりずっと以前から食事のときに料理の原材料について知りたがり、「ねえママ、これは牛さんのどこのお肉?」といった質問を繰り返していた。答を聞いても彼の気は休まらず、ジャレドは自然にベジタリアンになってしまっていた。

彼を別として、わたしたちはあまりこの問題を考えたことがなかった。それまでに住んだアフリカ南部とオーストラリアはどちらも肉の消費量が多い地域で、特にバーベキューのときには大量の肉を食べながら、直火で肉を焼くコツを長々と話し合うのが男同士のつきあいになっている。

妻のシーラが食べ物について疑問を感じるようになったのは、ジャレドの態度がきっかけだったと思う。考えてみればジャレドは純真で、料理の常識などに毒されていない。もしかすると、彼は社会通念に洗脳される以前の、人間の自然な嗜好を示していたのかもしれない。突然、思いがけずに職業人としてのキャリアが中断されたシーラは、おかげで新しいことに挑戦する機会を得た。そして驚いたことにそれは、大きな感情の変化をもたらす経験となったのだ。

この一家での実験にわたしが参加を渋った、とは思わないでほしい。本当だ。ただ、それまでは考えたことがなかっただけ——大した言い訳にはならないけれど。

一〇年経って、今のわたしは断固としたベジタリアンだ。まだ、初めて知ることや、あれこれ調節することがあったりするが、何かを失ったとか、つらい選択を迫られたとは思っていない。ただ、最初の一、二年は奇妙な感じがした。食事が何か物足りないように思えたのだ。

わたしたちがこれまでたどってきた旅路の中で、何にもまして驚いたことが一つある。菜食主義に対してたくさんの人が示す反感の強さだ。これほど感情的な問題だとは知らなかった。相手がほとんど怒りを隠さないような反応を見せるとは思いもよらなかった。どうも、わたしたちは相手が大切に信じているものを脅《おびや》かしているらしい。冷静な話し合いはなかなかできない。まるで容疑者を尋問するような質問攻めにあうのだ。

まったくあきれたことに、こちらの防御にちょっとでも隙――革靴を履いているとか、めったにないことだが、その家のご主人に敬意を表して魚を少し食べたとか――が見つかると、わたしたちの決意が疑われる。まるで不信心の証拠をつかんだぞと言わんばかりだった。

男たちはいわくありげに目配せをしてよこし、女房に言われるまま、波風を立てたくないのでそれにつきあっているのだろう、とほのめかす。これはことさら気に障《さわ》ったし、ときには腹が立った。わたしの人格に対する侮辱ではないか。しかし、その表面からそれほど遠くないところに、肉を食べないと精力がつかないという思いこみがひそんでいる。男らしい男は肉を食べるものなのだ、と。

　マスコミには料理のアドバイスがあふれているが、ほんの二、三年前まで、肉食の是非についての自由な議論はほとんど見られなかった。あまりに少ないので、何か陰謀があるのかと疑いたくなるぐらいだ。

　数年前、シーラとわたしはロンドン郊外の緑豊かなウィンブルドンでディナーパーティーに招かれた。呼んでくれたのはあまりよく知らない人だったので、自然にわたしたちの菜食主義が話題に上った。ご亭主は軽蔑をあまり上手に隠せずにいたが、奥方は純粋に興味をひかれているように見えた。もっとも、単にメニューをどうするかという悩みからだったのかもしれない。

　わたしは漠然として気の抜けたような言葉で言い訳をした。なぜベジタリアンなのかとご亭主に詰め寄られたときには、もごもごと自分の健康を盾にとってお茶を濁した。

　後になって、シーラからかなり強い口調で、このときの弱腰の態度を怒っていると知らされた。「まるでわたしがあなたを引きずり込んだみたいじゃない」。もし、わたしが自分からすすんでベジタリアンでありたいと思うのなら、しっかり反論できるよう基礎を固めるべきだというのだ。

わたしはジレンマに陥った。たしかに、自分の意思でベジタリアンになった。しかし、その根拠に確信がなかったので、自分の立場をうまく説明できなかったのだ。もっと知識が必要だった。まず感情的な決心があり、理解はその後に来る。

というわけで、この本は菜食主義を支持する議論が成り立つかどうかについてのわたし自身の調査報告であり、肉を食べないことにメリットがあるか、何か危険はないか、いくつかの観点から検討した記録である。事実とフィクションは心して区別した。現在ではわれわれの食習慣とその影響について、すぐれた研究がたくさんある。しかし、不正確な情報や軽薄なアドバイスも山のようにあって、新聞、雑誌、テレビなどに入り込んでいる。

わたしは経済学者として、また経済ジャーナリストとして働いてきた。今も本業はこの二つだ。この仕事は両方とも他人の研究を検討し、証拠と照らし合わせて何らかの結論を得ることが多い――それぞれの問題に対して一人陪審員をやっているようなものだ。

この二つの仕事にほとんど人気がないのは、一般に本物の労働と思われていることをせず、他人の流した汗で飯を食っていると見えるためだろう。こういうやり方をしてきてよかったのは、先入観や偏見をもって研究にとりかかってはならないと長年の間に学んだことだ。そういうものが入り込むに任せていたら、どれほど多くのまちがいを犯していたかしれない。

この小さな本についても、わたしは同じやり方をとった。とりかかったときから今まで、わたしはずっとベジタリアンだが、最初はそれが賢明なことかどうかを調べた。もしそうでなかったら、自分のライフスタイルをどのように変えたらいいのか知りたかった。わたし自身の健康と幸福に大きくかかわることだから、これは机上の空論ではない。そして、今度ディナーパーティーに招待されたとき、ベジタリアン用の料理を用意してもらえたら、これを使って話をするつもりだ。

一言注意しておきたいのだが、この旅は最初のうち憂鬱な感じがすると思う。毎日わたしたちが接するメディアには、先行きについて悲観的な暗い見通しが絶えず流れているが、わたしはまずこの流れを渡るところから出発した。それに影響されて、人類の状況やわれわれが集団として問題を解決する能力について本来は楽観的なわたしが、悪い知らせを運ぶメッセンジャーでしかないような気がしてきた。ベジタリアンでいるのは個人的な犠牲を払っていること、わたしはこうして「世界を救う」ことに貢献しているのだ、といった考えがだんだんとわいてくる。偉そうにいい子ぶった鼻持ちならない態度だ。

幸い、わたしは少しずつこの段階を通り抜けた。あのままだったら重い十字架を背負って歩くような人生になったことだろう。だんだんと調査が深まるにつれて、くだらない問題やただの脅《おど》しの向こうにあるものがよく見えるようになってくる。すると、もっと明るい話題が、とりわけ健康に関して増えていった。読者もわたしと一緒にこの旅路をたどるようお誘いしたい。

そして今、わたしはディナーパーティーで自分がベジタリアンであることを堂々と語ることができるし、そこにいろいろな事実や研究成果をいくつもちりばめることができるのだ。

第2章　環境に対する動物の影響

肉を食べることについての懸念は、大きく分けて三つある。ほとんどの人は動物の苦しみを心配する。どのように飼育され、どのように殺されるかといったことだ。菜食は健康にいいと売り込む人たちもいる。そしてここ一〇年ほどの間に、世界の六〇億人が肉を食べると環境にどんな影響がおよぶのか心配する人々が登場した。わたしは最初、この環境問題にいちばん興味をもった。

多くの人と同様、わたしも最初、人類は何万年も前から肉を食べてきているのだから、環境破壊を言い立てる意見には確たる根拠が欠けているのではないかと考えた。たぶん言っているのは何事にも反対する左翼の連中なのだろう。主義主張に駆り立てられ、諸悪の根源として資本主義を攻撃したがっている人たちだ。昔はそういう人の多くが共産主義に走ったが、今では別のところに不満のはけ口を求めている。しかし、悪い予言をする人はずっと昔からいて、その歴史はあまり華々しいものではない。

悪い予言は当たった試しがない

一八世紀の終わり、イギリスの牧師で経済学者の草分けでもあったトマス・マルサスは、世界は食糧危機に向かっていると予測した。われわれが人口の増加に見合うだけの食糧を生産できなくなるのは避けられず、いずれ人類は飢餓と不幸に見舞われるというのだ。彼に言わせると、人口の増加は幾何級数的であるのに対して、食糧の生産はせいぜい算術級数的にしか増やせない。もしこれが事実なら、その影響は甚大だ。

当時イギリスの植民地だったアメリカを見ると、抑制されていない人口は二五年ごとにほぼ倍増する。農地を増やし、あらゆる手段で農業を奨励すれば、二五年間で食糧の生産量を今の倍にすることはできるかもしれない。二五年ごとに同じ量だけ増産し続けることまでは可能かもしれないと彼は予想した。

マルサスがこれを書いた当時、イギリスには推定で七〇〇万人が住んでいて、地域によって少々の出入りはあるものの、基本的には食べるものに困っていなかった。彼は自分の仮説から例を描いて見せる。今から二五年経つと、人口は一四〇〇万人になるが、食糧生産も倍増するので食べ物には困らない。五〇年後になると二八〇〇万の人口に対して二一〇〇万人分の食糧しかなくなる。そして一〇〇年後、イギリスには一億二八〇〇万人の人がいるのに食糧は三五〇〇万人分しかないだろうと、マルサスは考えた。

もちろん、食糧がそれだけ不足していたら人口が一億に達することはありえない。しかし、人々が彼の言う「熱情」を慎んで――やはりそこは牧師なのだ――人口の増加を抑えられるようにならないと、膨大な数の人々が空腹と飢えに見舞われるだろうとマルサスは警告した。もっとも、彼は人口増加を抑制できる可能性はあまりないと考えている。

マルサスの予測はまちがっていた。少なくとも今のところは当たっていない。三〇〇年後、イギリスの人口はだいたい五六〇〇万人。すべてがイギリスで生産されたものではなく、また望むだけの食べ物を買えない人もほんの少し存在するものの、十分すぎるほどの食糧がある。

これまでには他にもマルサス主義の悲観的予言者が、同じように水晶玉を読み違えてきている。

一九六〇年代という最近にも、世界の食糧危機が迫っているという予測が現れ、一九七二年に専門家集団だというローマクラブなる謎の機関が出した『成長の限界』（邦訳、ダイヤモンド社）という本で最高潮に達した。彼らは当時最先端と考えられていたコンピュータ・モデルを使って、世界がそう遠くない将来にあらゆる資源を使い果たすと「証明」したのだ。

ところが、一九七〇年代と一九八〇年代の〝緑の革命〟は穀物の収量を劇的に増加させ、またしても悪い予言がまちがっていることを示し、コンピュータ・モデルの「ゴミ入れゴミ出しGarbage In, Garbage Out」理論を「証明」してしまう。つまり、コンピュータ・モデルは、入力する情報がゴミであればゴミしか出てこない。与えられた情報以上のものは出せないのだ。

世界の穀物生産量は一九五〇年以来三倍になり、一九六〇年からでも二倍以上になった。二一世紀が始まったとき、われわれは地球上にいる全人口の一人につき約三〇〇キログラムを生産していた。一九六〇年には二七一キログラムしか生産していなかった。同じ間に世界の人口が倍増しているという事実を見ると、これがどれほど大したことかわかるだろう。

第二次世界大戦以後の食肉生産量の増加はそれ以上に目覚ましい。一九五〇年当時、生産量は四四〇〇万トンで、一人あたり一七・二キログラムだった。二〇〇二年には五倍の二億四二〇〇万トンに達し、一人あたりでも三六キログラムだ。

世界の漁獲量も、一九五〇年の一九〇〇万トンから二〇〇〇年の九五〇〇万トンへ、やはり五倍という劇的な増加を見せ、地球の住人一人あたりでは七・五キログラムから一六キログラムに増えている。

しかし、最近の増加は大部分が環境を犠牲にしているのだ。

食糧、とりわけ肉を今以上に生産することは可能だ。ますます豊かになった世界中の人々はそれを求めることだろうが、その結果生じる土地の劣化と汚染を回復させる革新的な方法を見つけ出さないかぎり、さらに大きな負担を環境にかけることになる。国連の予想によると、食肉生産量は二〇二〇年までに四分の一近く増加して年間三億トンになるという。

現在、世界中で食肉用に飼育されている牛、羊、豚、山羊は合計で五〇億頭。ニワトリをはじめとする家禽は一六〇億羽いる。そして、国連の食糧農業機関（ＦＡＯ）によると、世界の家畜は「未曾有《みぞう》の速さ」で増え続けているのだ。

年間一八億トン生産される穀物の三分の一強が飼料として家畜に与えられている。しかし、穀物の生産量をこのレベルで維持することは不可能だ。かなりの量が地下水を汲み上げて栽培されているのだが、地下水の使用量が自然に補充される量を超えている。インドなどの地域では三〇〇万年前の帯水層から水を汲んでいるが、今の量を使い続けるといずれ涸れてしまう。どこかの時点で世界には深刻な水不足に直面する地域が出てくることになる。そうなったら、穀物を家畜の餌にするか人間の食糧にするかという選択を迫られるだろう。そのときには、金持ち国がその財力を使って貧困地域の飢餓を顧みずに家畜用の穀物を買いあさることがないように祈りたい。

というわけで、マルサスはタイミングと根拠になる数字を少しまちがえただけで、原則的には正しかったのかもしれない。われわれがライフスタイルを変えないかぎり、食肉を増産し続けることは環境を破壊し、それが一定のレベルを超えたら、地球が居住不可能な星になることも考えられる。環境科学者によれば、飽くことを知らない肉への需要は、われわれが呼吸する空気、われわれが飲む水、そしてわれわれの足下の土を汚染している。そして何より重大なのは、食べるために家畜を飼育しているその方法は、われわれが皿に載せる食べ物を汚しているのだ。

父母や祖父母の時代にはなかった問題

しかし、今までずっとこうだったわけではない。人類はたいへん長い間、こんな危機に遭わずに生き延びてきた。いったい何が変わったのだろう。

肉を食べることは西洋の伝統の重要な部分を占めていて、神聖な祭りの中心を形作っている。クリスマスや感謝祭の七面鳥やハム、日曜日の昼にローストビーフを食べるサンデー・ロースト、裏庭で肉やソーセージを焼くバーベキューはわたしたちの生活の風物詩になっている。この暮らしに肉が果たしてきた役割を考えると、環境への影響はなかなか考えづらい。都会やこぎれいな観光地では環境破壊の痕跡がほとんど見られない。何にもまして、わたしたちの祖父母や両親の食事にはこんな問題の影は差していなかったから、節制という伝統がわたしたちに伝えられることはなかった。むしろ、食べきれないほどの料理を出し、「中国にはお腹を空かせた人が何百万人もいるんだから」とか何とか言って残さず食べるよう命じ、腹一杯食べることを教えた。もっとも、料理を平らげると可哀想な中国人がどう助かるのか、誰も説明してくれなかったけれど。

食肉の生産が現在の規模に達していなかったため、これまでの世代は環境問題に直面しなかった。今は六〇億という人口が肉を食べ、その中でもかなりの人々は消費のレベルが非常に高い。先進国では一人が年間八〇キログラム、途上国の三倍近くを食べるのだ。過去四半世紀の経済成長がたいへん急速だったこと、そして今後最低二五年間はこれが続くという予想が、十分に恵まれていたはずの食糧生産用資源を危機に陥れている。

いくつかの推測によると、世界は一九九〇年頃に自然な、つまり伝統的な方法による食肉生産の限界に達した。これ以上食糧を得られる場所は残っていない。増え続ける人口による需要の増加に応えるのに使えそうな土地も海もないのだ。

世界の家畜用放牧地は一九八〇年頃に限界に達した。一九九〇年には漁獲量が限度に達している。過去一〇年ほどの間、そして現在の食習慣がそのままで、さらに途上国の人々のあこがれが実現すれば、これからの将来に向かって、唯一の道は集約化と技術革新だ。食糧生産はこの意味でほとんどすべての産業と変わらない。ただ、食肉生産は地域によって他の産業より集約化が遅れた。農業は、ヘンリー・フォードの自動車工場やその後に続いたさまざまな工場と同じ道を行き、インプットを合理化してアウトプットを最大化することが芸術の域に達して、経済学者が「大量生産」と呼ぶものになっている。

現在、世界の土地の六〇パーセントが約三億六〇〇〇万頭の牛と約六億頭の羊や山羊の放牧に使われているが、この牛は世界中でわずか九パーセントの牛肉しか生産していない。

　ＦＡＯの膨大なデータベースは、一九九〇年から一九九五年の間に自然の草地――つまり放牧場――で飼育された牛の数はほとんど変わらず（ほんの〇・七パーセントの増加）、農業と牧畜の混合農場では二・二パーセント増加した一方で、集約的に――つまり工場のような牧場で――飼育された数は四・三パーセント増えたことを示している。この傾向は二〇〇〇年までの五年間でさらに加速している。

　放牧の増加率が低いのは、これ以上使える土地がほとんどないのが主な要因だ。ワシントンＤＣにある民間のシンクタンクで世界の状態を研究しているワールドウォッチ研究所によると、世界の牧草地は限界近くまたはそれを超えるところまで押し広げられている。

昔ながらの農場は環境にやさしい

　わたしたちの両親や祖父母、そしてそれ以前の世代は、自然の放牧地や混合農場で飼育された肉を食べていた。牛などの家畜を自然の草地で育てるのは基本的に環境にやさしく、だから昔の人々は枕を高くして眠ることができた。うまくいっていれば、これは閉じた環境系で、ほとんど何も漏れ出さず、家畜と植物と土壌が互いに助け合って、さらに豊かで多様性のある、したがって健康的な環境を作り出す。実際、牛の群れが広い草原で草を食《は》んでいる風景がお菓子の箱などに描かれているのを見て心が和むのは、かなり根拠のあることなのだ。

草を食べ尽くさせず、住む人の数をほどほどに抑え、牛を草地の中であちこち動かしていれば、種子が散乱し、土のかたまりが砕かれて、草は強くなる。収穫の残りと買った穀物で家畜を飼い、動物の糞を肥料に使う、混合農場も問題はない。家畜は農民が収穫から最大の価値を得るのに一役買っている。畑に施した糞は養分を還元して土壌の質を改善し、それによって地力の低下を減らす。混合農場はまた、生物の多様性にも富んでいる。理論的に言って、これは環境との健全な接し方であり、そのためわたしたちの祖先に何の心配も与えなかった。しかし、最近の過酷な現実の中では、ほとんどの場所でこの微妙なバランスが崩れてしまっている。

今日の牧場で問題なのは、多くの面で酷使を防げなかったため、たくさんの放牧地が荒廃していることだ。土地荒廃は局地的な現象なので正確な基準はない。一九九六年に発表されたある推定によれば、一九四五年以降、六億八〇〇〇万ヘクタール（インドのほぼ二倍の広さ）の牧草地が荒廃している。もう一つ、より最近FAOが行なった推定では、世界全体で四五億ヘクタール（北アメリカ全体にロシアを足したというほとんど想像を絶する広さ）という牧草地の約四分の三（実際は七三パーセント）が、中程度もしくは高度に荒廃しているとされている。

放牧用の牧草地は人間の侵入と限界的農業によって脅かされている。限界的農業では、耕作に向かず作物もよく育たない良質の牧草地が農地に転換されてしまう。こういう土地が一度不適切な作物に使われると、絶妙に保たれていたバランスが崩れ、もともと乏しい養分の蓄えがすっかり奪われてしまうため、なかなか回復しない。作付けや人間の侵入はまた、放牧地域での家畜の移動を制限する。動物が一箇所に長く留められ過ぎると、土地は傷んでしまう。

しかも、これが問題になるのは途上国だけではない。たとえば、比較的豊かなオーストラリアでも、不適切な場所で牛を飼育することが土地を台無しにしているのを目にする。牛は灼熱の日差しを避けて木の下に集まるが、その尿で土が酸性化し、また蹄で踏み固められた土には何も生えなくなってしまうのだ。

もうひとつ、放牧に関してそれよりは報道されている問題といえば、森林破壊だろう。FAOの推定では、一九五〇年以降、二〇〇〇万平方キロメートルの熱帯雨林（イギリスの八倍の広さ）が破壊されている。この主な原因は牧場で、とりわけ南米が多いのだが、オーストラリアなどでも起きている。現在では、思いがけず森林破壊を招いてしまった政府の政策には対抗策が実施されて、最悪の事態は脱したと言われているが、それでもまだ広大な面積が危険にさらされている。オーストラリアは五年前から管理可能な森林伐採の政策を導入しようと試みているが、いまだにまごついている。一方で、自分たちの「権利」を侵害するかもしれない法律の制定が遅れている間に、農民たちは伐採を加速させてしまった。

しかし、実を言うと、もう世界には牛を放牧できるような土地はどんな広さにしろ残っていない。土地は使い尽くされているのだ。たとえば、アルゼンチンでは放牧地が耕作地に転換されたため、畜牛の数がここ二五年間で最低のレベルに落ち込んでいる。旧ソヴィエト連邦の各地では、非効率的な牧畜によって過去一〇年間、牛の数が着実に減っている。

混合農場もまた脅かされている。多くの場所では人口の増加によってこうした農場が細分化され、牛を飼育するには狭くなりすぎたり、さもなくば住宅地として分割されて完全に消えてしまっている。そうでない地域でも、政府の政策が農作物に偏ると、実際には耕作と牧畜の組み合わせが行なわれにくくなる。たとえば東南アジアでは高い輸入関税が国内の穀物生産を保護しているため、それまで放牧に使われていた限界的な土地での耕作が助長されてしまう。政府の助成を受けた安価な無機肥料や鉱物燃料が家畜の糞に取って代わり、農作業に家畜を使うことが減る一方で、格安の飼料が工場式農場に味方している。

農業の集約化が、土壌の浸食を大きな問題にしてしまった。ＦＡＯに報告されたある調査によると、良質の草に覆われている土地では一ヘクタールあたり推定で一年に一トンの土壌が失われるのに対して、放牧過剰の牧草地ではそれが一ヘクタールあたり五三トンになるという。

西洋の牧場では、一年間で一ヘクタールあたり平均一五トンの土壌浸食が起きている。これは途上国の平均と比較すればほぼ半分だが、土壌生成の平均値が一ヘクタールあたり年間一トンということを考えると、悲惨なほど多い数字だと言わざるをえない。こういう牧場は、すり減らされ、吹き飛ばされ、洗い流されているのだ。

その一方で、西ヨーロッパの北部、アメリカの東部や中西部、そして人口密度の高いアジアの東部や南部の土壌には養分が過剰になっているところがたくさんある。植物は一定量の養分や肥料しか吸収できない。つまり、恩恵もありすぎては使えないのだ。吸収されなかった余剰の栄養分、主に窒素とリンは、流されたり染みこんだりして表層水や地下水に入り込み、水中や地上の生態系を破壊する。

こうした余剰の養分は、土質や水質劣化のいちばん大きな原因となっている。

養分が過剰になっている土地の総面積はまだ小さいものと思われるが（ＦＡＯによれば、世界の耕作可能地の一パーセント程度）、流出水のせいで水質への影響は広範囲にわたっている。

たとえば、フランス北西部にあってフランス産牛肉の大部分を生産しているブルターニュ地方を見てみよう。集約農場から出る有機肥料で必要な養分はまかなえるのだが、農民は手軽で安上がりな化学肥料を大量によそから持ち込んで使う。結果として養分が大幅に余るのだ。平均すると、牛糞から一ヘクタールあたり一三四キログラムの窒素が利用できる。しかし、この地方の農民は必要な飼料の少なくとも四〇パーセントを外部から持ち込み、それに一ヘクタールあたり九三キログラムの無機肥料が加わる。作物が吸収するのは一ヘクタールあたりわずか一四六キログラムの窒素なので、一ヘクタールにつき八〇キログラムほどの窒素が余分になって、飲料水の硝酸濃度が上昇し、内陸の河川で富栄養化が進む。富栄養化とは、豊富な栄養分によって植物——主に藻類——が繁茂して酸素を奪い、動物類を死なせてしまうというプロセスだ。

ブルターニュにある八つの郡では一リットルあたり四〇ミリグラム以上の硝酸濃度が報告されているが、飲料水の基準とされているのは二五ミリグラムである。対照的に、一九八〇年代にこれほどの濃度を報告している郡は一つしかない。サンブリュー湾では貝類が細菌に汚染され、販売が禁止されている。

混合農業は衰退している

同じ農場で耕作と牧畜を行なう混合農業は、世界全体の食肉生産システムから姿を消そうとしている。市場や経済の過酷な現実は、食肉産業にも、自動車から書籍、時計からコンピュータにいたるあらゆる産業と同様に、専門化への拍車をかけているのだ。農民団体が政治的勢力としての力を失うのにつれて、農業を支援する政策や助成金などの支えがどんどん外され、大規模な工場式生産への動きが加速するだろう。ＥＵが農民に提供している支援に文句を言う向きもあるが、ひとたびそれが外されてしまったら、もっと効率的な、さらに集約された農場への雪崩《なだれ》現象が起きる可能性が高い。これは経済的には筋の通る話だが、何らかの手を打たなければ環境には害がおよぶだろう。

イギリスの養豚農場は、自由貿易と自由資本市場の経済によって採算割れに追い込まれている混合農業の最近における典型だ。イギリスの通貨が強いため、輸入ベーコンが地元産より安くなっている。一九九〇年代末に効率を最優先にするアメリカのウォルマートに買収されたＡＳＤＡなどのスーパーマーケット・チェーンは、イギリス国外の非常に大規模な豚肉生産業者との協力関係を探っている。こうしたつながりが一度できてしまったら、地元の混合農場による豚肉の生産に返り咲きの道はなくなるだろう。

ＦＡＯなどの機関は混合農業に対する経済的な支援を廃止することが環境への不正行為を是正すると主張している。経済学者の描くこのバラ色の世界像で一つ問題なのは、需要を無視していることだ。われわれが食べる肉の量を今よりもずっと少なくすれば、それもうまくいくかもしれない。しかし、もしわれわれが無茶苦茶な消費を続けるなら——残念ながらこちらのシナリオの方が現実性が強い——それは混合農業を救うどころかその消滅を早めることになるだろう。

家畜の自然な放牧や混合農業をめぐる最近のできごとが示しているのは、昔から実績のある方法による食肉の生産を行なっている場所はどんどん少なくなっており、全体として衰退しているということだ。技術の進歩がこの問題を解決するとは考えにくい。世界は家畜のさらに集約的な飼育法に向かっていて、これからの研究はそちらへ集中することを考えるとなおさらである。

われわれの祖先は環境を傷つけることなく手に入る肉を食べることができた。そのように持続可能な食肉生産は、もう不可能なのだ。

工場式農場がのさばる

これからは家畜生産の専門化が進むだろう。工業的生産（industrial production）とは工場式農業（factory farming）の婉曲表現だが、処理する場所の近くで集約的に動物を飼育するものだ。食肉生産で最も成長が著しいのがこれで、しかも環境への脅威がいちばん大きい。山のような廃棄物を出す。

ＦＡＯによると、三〇年前にはほぼ存在しなかった工業的畜産システムは、伝統的な混合農業システムの二倍、放牧による生産の六倍の速さで増加している。二〇〇〇年にはこれが全世界の豚肉と家禽肉の半分以上、そして牛肉の四三パーセントを生産した。その五年前と比べて、工場式農場で生産された肉は一六パーセント増加している。豚肉の生産は年間四パーセント以上、家禽肉は年間五パーセントの増加を見せている。羊肉と牛肉の生産は少しおとなしいものの、それでも年間二・五パーセントの増加である。工業的な農場は世界中の卵の三分の二以上を供給し、一年に三・八パーセントの割りで生産量を増やしている。

豚肉と家禽肉の集約的工業的生産では先進国が圧倒的に多く、世界の工業的豚肉生産の五二パーセント、工業的家禽肉生産の五八パーセントを占めている。世界の工業的豚肉生産の三一パーセントはアジアが貢献している。

過去一〇年間に、アジアでは豚肉と家禽肉の工業的生産が年間九パーセントという驚異的な成長を見せていて、この傾向はさらに加速する勢いだ。サハラ以南のアフリカは豚肉と家禽肉の生産に高い伸びを示している一方、ラテンアメリカでは家禽肉の生産に目覚ましい増加が見られる。西ヨーロッパとアメリカでは増加が頭打ちになってきているが、旧ソヴィエト連邦では政権交代後、集約的な食肉や鶏卵の生産はすべて減少傾向にある。

経済的に言うと、現代社会におけるサービスや設備の料金体系からすれば、工場式の農場は効率がよい。大量生産を基本としているのだ。ヘンリー・フォードが自動車の製造にいちばん安上がりな方法だと発見したのと同じである。経済学者は大量生産のメリットを規模の経済と説明する。大規模に操業すれば、さまざまな資源を効率的に使えるため、製品一つあたりの経費を低くすることができるのだ。

自動車の組み立て工場と同じように、工場式農場はインプットをすべて外部からもらい、部品の製造をすべて仕入れ先に外注している。

輸送コストと消費者の需要がこの急速な成長を促進する。工場式システムでは、特に豚肉と家禽肉の生産で高エネルギーの飼料（主に穀物と脂肪種子）を使い、「自然」な食べ物をまったく与えないことも多い。ニワトリは庭をつつき回らせてもらえず、豚は生ゴミをあさらせてもらえない。この高いエネルギー密度のおかげで飼料の長距離輸送が、量ははるかに多いものの、腐りやすい畜産製品の輸送より格段に安く行なえる。たとえば、船による穀物の輸送は、冷凍肉を輸送する場合の一〇分の一だ。こういうわけで、豚では三対一という平均的飼料転換率（大まかに言うと、三カップの穀物が一カップの豚肉を生産する）、そして家禽ではそれが二対一ということから、飼料を輸送する方が肉を輸送するより安くなる。つまり、豚やニワトリ用の穀物を輸送する方が、冷凍肉そのものを輸送するよりそれぞれ七〇パーセントと八〇パーセント安上がりなのだ。

しかし、工場式農場は財政的に効率がよく見える一方で、家畜生産の欠点の縮図でもある。大量の廃棄物を出し、家畜の健康に対する危険が高く、動物の福祉にほとんど配慮しない。飼料の需要は穀物の栽培やその環境に対して相当大きな影響を与える。

自然環境に対するいちばん大きな直接的影響は、廃棄物による汚染だ。動物の排泄物と処理した後の洗浄水の流出は、農場近辺の土壌や水や大気を汚染し、状況によってはさらにその周辺に影響する。

アメリカの調査によると、家畜は人間の一三〇倍の廃棄物を出す。工場式農場は推定でアメリカ人一人あたり年間五トンの家畜排泄物を出していて、その結果、屎尿《しにょう》管理が大きな問題となり、不快な地域災害を起こしかねないのだ。たとえば、一九九五年にはため池から一五〇〇万リットルを越える豚の屎尿がノースカロライナの河川に流れ込んだ。これはアラスカで大規模な原油流失事故を起こしたエクソン・ヴァルディーズ号が流した原油の約二倍の量にあたる。

豚は人間の一〇倍の屎尿を出す。したがって、五万頭の豚を飼う、それほど珍しくない規模の農場は、人口五〇万の都市と同じくらいの下水を発生させる。豚は摂取した窒素とリンの六五パーセント（ニワトリは七〇パーセント）を排出するが、これは両方とも濃縮された形では環境を破壊する。窒素は空気に触れるとアンモニアに変わる。窒素はまた、水中の養分を過多にして魚などの動物を窒息させる――先に述べた富栄養化だ。硝酸は地下水に溶け込んで、住民の健康への脅威となる。

土中のリンは最初のうち安定していて無害だが、飽和状態に達すると窒素の漏出と同様の問題を起こす。

大気中のアンモニア濃度が高いと、葉の吸収能力を破壊するため、植物の生長に直接影響するが、土中のアンモニアによる影響はさらに深刻だ。土壌を酸化し、植物がその他必須の養分を吸収することを妨げる。これは森林のように、もともと窒素が少ない生態系で顕著になる。

家畜の生産は基本的に、飼料の栽培によって広い地域の養分を濃縮し、ほんの数カ所に高い濃度で廃棄するというプロセスだが、それによる環境破壊を数量化するのは困難だ。地上ではこれが環境の「ホットスポット」を作り出す。破壊はさらに表層水と地下水によって広まり、大気汚染でさらに遠くへおよぶ。

ＦＡＯによると、オランダでは一九九三年に二〇万八〇〇〇トンのアンモニアが排出され、そのうち一八万一〇〇〇トンが家畜の屎尿から出たと推定されている。これはオランダの酸性降下物全体のほぼ五五パーセントで、ほかに工業と交通が主な要因となっている。実際、ヨーロッパでも有数の養豚国であるオランダは豚の屎尿の廃棄について、手のほどこしようがなくなりかねない問題に直面しているのだ。この結果と動物福祉の観点から、この業界はヨーロッパ連合から規制を加えられ、豚の頭数を二五パーセント削減することなどを求められている。

人類の活動は地球の大気中に許容不能な量の二酸化炭素を排出して、今や地球の温暖化が圧倒的に疑いのないものになってきているが、それはまた世界の窒素の循環も変えようとしている。植物は窒素なしでは育つことができず、窒素は世界で最も豊富な物質だ。大気の約七八パーセントを構成している。

しかし、植物は純粋な窒素を吸収することはできない。水素または酸素と混じり合った化合物の形で吸収する。このプロセスは自然の中で藻やバクテリアが行なっている。

人間はこのプロセスを大幅に加速させる。農民は窒素が大部分を占める肥料や家畜の屎尿を通じて土中の窒素レベルを増加させる。一九九七年の推定では、自然の働きは年間一億四〇〇〇万トンの窒素を大地に加えるのに対して、人間の活動は少なくともそれを倍にしているという。

利用可能な窒素の量は、その場所における植物の生長に限界をかける。しかし、窒素が多すぎても植物にとっては恩恵にはならない。あまりにも速く、かつ「容易に」生長してしまうため、根の発達や植物の丈夫さが阻害される。大量の窒素はまた、藻の地上版とも言うべき雑草の繁茂を助ける。養分の多すぎる水中で増え続ける藻と同様、雑草は自然の植生を窒息させてしまうのだ。

動物は大量のガスを発生させる。地域に影響を与えるガスもあり、世界全体に影響をおよぼすガスもある。ＦＡＯは地球温暖化の原因となるガスの五パーセントから一〇パーセントが家畜から出ていると推定している。家畜に関連して環境に影響を与えるガスは三種類――二酸化炭素、メタン、そして亜酸化窒素である。

動物は呼吸とともに二酸化炭素を放出する。科学者は家畜が年間二八億トンを大気中に出していると推定している。これ以外にも動物に関連して放出される二酸化炭素がある。放牧地を作るために森林を焼き払うことと、工場式農場で使う電気をつくるために化石燃料を燃やすことだ。すべてを合わせて、FAOは家畜に付随する二酸化炭素は総排出量の一五パーセントから二〇パーセントと見積もっている。ここから差し引く分もいくらかあるだろう。自然の中で放牧されている家畜が草を食べることでいくらか植生が再生し、それが二酸化炭素を吸収するのだ。しかし、放牧が世界の食肉供給に果たしている割合から言ってもこれはごくわずかなものにすぎない。

二酸化炭素は温室効果ガスの中でいちばんおとなしい。メタンは地球の気候変動に対して二四倍の害がある。家畜とその屎尿は、年間五億五〇〇〇万トン発生するメタンの約一六パーセントを出している。反芻《はんすう》動物は大量の繊維質を含む草を消化する際に胃腸内でメタンを発生させる。平均すると飼料エネルギーの六パーセント程度がメタンとなって失われる。幸いにして豚やニワトリはこのような繊維質の餌を消化しないため、これらの動物からの発生は少ない。畜産で発生するメタンの約二〇パーセントはまとめて貯めてある屎尿から発生している。

ここ数年間、家畜から出るメタンは横ばいを続けている。これは生産の効率化によってガスの放出が減ったことも一因だが、食肉供給の増加の大部分がメタンをあまり出さない豚や家禽類のせいでもある。

しかしメタンの放出が減っても、集約的な食肉生産では化石燃料や肥料が多く使われるため、二酸化炭素や亜酸化窒素の放出が増えて帳消しになってしまう。

亜酸化窒素は温室効果ガスの中でいちばん害が高く、その効果は二酸化炭素の三二〇倍もある。動物の屎尿から発生し、これがだいたい一年に四〇万トンで、人類が放出する亜酸化窒素全体の約七パーセントにあたる。

問題を起こすのは動物の強制的な飼育だけではない。食肉処理もまたたくさんの廃棄物を出す。このプロセスには、消毒と洗浄のため、大量の熱湯と蒸気が必要とされる。この廃水の始末が大きな汚染問題を起こすのだ。これには脂肪、油分、たんぱく質、炭水化物、その他肉片や毛などの浮遊物が含まれている。近くの川に流されたり、地上に廃棄されたものが地下水に染みこんだりして、水に入り込んだ毒素やその他の汚物は、河川や湖を壊滅状態にするか、そこまではなくとも水質を悪化させる。また、その地域の飲料水の質も悪くなる。

被害の規模は、操業の規模、自然環境、そして工場式農場や食肉処理場自身が是正措置をどの程度とっているかによって異なる。

アメリカの環境保護庁の報告によると、一九九五年以来、一〇億匹以上の魚がノースカロライナ州の河口や沿岸、そしてチェサピーク湾に流れ込むメリーランド州やヴァージニア州の河川で、流出した屎尿のために死んだという。この被害はノースカロライナ州で飼われている一〇〇〇万頭の豚と、チェサピーク湾の東岸で飼育されている六億二〇〇〇万羽のニワトリに直接の原因があると言える。

研究者はメキシコ湾の海底にあって生物の住まない水塊の広がり方を監視している。現在一万八〇〇〇平方キロメートルにおよんでいるこの「死の水域」は、ミシシッピー川に流れ込む農業用肥料、家畜の屎尿、堆積物、農薬などによって引き起こされる環境連鎖の最終結果だ。過剰な養分が川からメキシコ湾に流入し、藻類の急激な増殖を引き起こす。藻が死んで海底に沈むと、その分解で水中の酸素が使い果たされ、どんな魚もエビも逃げることのできない死の罠ができあがるのだ。

環境保護庁は、アメリカの河川に流れ込む汚染の最大の発生源は農業であり、生活排水や工業廃水よりもはるかに多くの汚染をもたらしているとしている。汚染された廃水は、発生場所で処理することによってその影響をかなり減らすことができる。こうした問題の解決、もしくは悪影響の大幅な減少にかかる経費は、どれほど多額であろうと肉の価格に上乗せされるべきだろう。黒を黒と言うのも躊躇する経済学者や臆病な政治家は、これを「コストの内在化」と婉曲的に呼んでいる。

できるだけ多くの環境コストを内在化させた場合の金額を体系的に見積もった研究は、今のところ行なわれていない。これはもっぱら非常に多くの事柄がそれぞれの場所に特有であるためなのだが、アメリカ農務省はこれが食肉の価格に最大一〇パーセント程度の上乗せになると推定している。

動物が大量の穀物を消費している

家畜がどこで、どのような生産方法で飼われているかにかかわらず、今やわれわれはあまりに多数の動物を飼っているために、環境への全体的な影響は大きなものとなっている。個々の動物はわれわれが口にする肉を作るためにたくさんのものを消費する。そういう資源が豊富にあるならあまり問題にはならないだろうが、供給が不足するものや使いすぎるものが増えて、だんだんに制限されるようになっている。資源の最適な使い道について、十分な説明を受けた上で選択することが必要だろう。

自然の放牧に使われている以外に、世界中の耕作可能地の相当な割合と大量の水が家畜用飼料の栽培に使われている。ＦＡＯは、過去三〇年間に高品質の穀物飼料をこれまでになく大量に与えたことが、家畜の生産と生産性を増加させたとしている。濃厚飼料のメインユーザーである豚と家禽は、エネルギーとたんぱく質が高度に濃縮された餌を必要とする。高濃度の飼料は酪農や肉牛肥育場でも使われている。

約三〇〇〇万平方キロメートル、世界中の耕地の二一パーセントが、全世界で五〇億頭の牛、羊、山羊、豚、そして一六〇億羽のニワトリをはじめとする家禽の餌を栽培するために使われている。世界全体の穀物のほぼ三分の一が、わたしたちの食べ物となる家畜に与えられているのだ。

二〇〇二年、世界の穀物生産量は一八億トンだった。一九九〇年以降一七億トンを超える生産量が続いている。その中のビッグスリーは小麦（二〇〇二年は五億六二〇〇万トン——前年まではもっと多かったが、この年はアメリカとオーストラリアでの干魃のため凶作だった）、コメ（三億九一〇〇万トン）、トウモロコシ（五億九八〇〇万トン）である。飼料穀物としていちばん重要なのはトウモロコシで、飼料に使われる穀物全体の五五パーセントを占め、その後に大麦と小麦が続く。油粕の中でいちばん重要なのは大豆で、高たんぱく飼料のたんぱく質は半分以上がこの油粕によって供給されている。

人間が食べているものを含めた世界の穀物全体は約七億ヘクタールの耕地で栽培されていて、これは一人あたり〇・一二ヘクタール、世界の農地全体の約半分に相当する（この数字は二毛作の耕地を二倍に計算している）。穀物栽培面積がピークに達した一九八一年の九億三二〇〇万ヘクタール（一人あたり〇・一六ヘクタール）より低いが、一九五〇年当時の耕作面積は五億八七〇〇万ヘクタール（一人につき〇・二三ヘクタール）だったのだ。それまでの農業史とは対照的に、三倍近い生産量の増加は耕作地の拡大ではなく収量の増加によるところが大きい。これは少ない土地から多くを収穫するという点で、環境に対してはよい結果のはずだ。

穀物に対する土地使用を見ると、小麦が二億五五〇〇万ヘクタールで、圧倒的に多い。一億五五〇〇万ヘクタールのコメがトウモロコシの一億四〇〇〇万ヘクタールをわずかに上回る。一九九八年には大豆が一億五五〇〇万ヘクタールで栽培されたが、これは五〇年間で三倍に増えている。大豆を絞ると約一八パーセントの油と八二パーセントの油粕になる。油のほとんどすべては人間の食用となり、油粕は家畜のたんぱく源となる。

水不足

たとえばワールドウォッチ研究所をはじめとして、さまざまな情報源が計算していることだが、一個のハンバーガーは〇・七九キログラムの穀物飼料と七九五リットルの水を使い、五・四四キログラムの屎尿その他有機汚染物質を作り出す。

ハンバーガー一個を食べなければ一カ月のシャワーで使うほどの水を節約することになる。飼育場で育った牛の肉は、一キログラムあたり七キログラムの穀物飼料を要し、その栽培には七〇〇〇リットルの水が使われるのだ。

豚はもう少し効率がよい。穀物四キログラムで一キログラム太ってくれる。しかし、ニワトリがいちばんだ。この小さな食肉マシンは二キログラムの穀物飼料を一キログラムの肉に変換してくれる。これは養殖魚と同じくらい効率がよい。

灌漑されている土地は穀物の生産では特に効率的だ。世界の食糧のうち四〇パーセントは人工的に水を引いている一七パーセントの耕地で収穫される。一九九〇年代半ばには二億六三〇〇万ヘクタールが灌漑されていた。しかし、未来は不透明だ。最もきびしい問題は水がどれだけあるかで、すでに水不足の徴候が現れている。いくつか主要な地域では、降雨によって補充されるより早く地下水を汲み上げている。国際水管理研究所の推定では、インドが地下水の汲み上げを自然に補充される量まで最終的に引き下げると、穀物の生産量は二五パーセント減少する。補充される倍の速さで汲み上げられているため、インドの地下水位は年間一メートルから三メートル下がり続けている。

汲み上げすぎの地下水に依存している主な地域にはほかに、中国の華北平原（中国産穀物の約四〇パーセントを生産）、アメリカのグレートプレーンズ南部、中近東と北アフリカの大部分がある。

地下水位が急速に下降しているのは、地下水がたやすく汲み上げられるようになったのも一因だろう。

これから先、人口の増加と好景気が食糧の需要を増加させると、灌漑の拡大への圧力が強まる可能性が高い。二〇五〇年に穀物生産に必要と予測される水量を確保するには、灌漑能力を三倍以上にしなければならない。ナイル川二四本分の年間流量に相当する水量である。しかし、細流灌漑を飛躍的に拡大させるという技術革新がいくらかの足しになりそうだ。

世界の穀物生産のうちどれほどが維持不能な水の使用に基づいているのか、だれにもわからない。しかし、いつか必ず縮小しなくてはならなくなることはわかっている。

食肉用に飼育される家畜は世界の穀物生産の約三分の一を消費するが、アメリカではこれが約七〇パーセントまで上昇している。家畜に必要とされる飼料が大幅に減少すれば、水不足の問題は減る——もしかするとほぼ解消してしまう——かもしれない。

第3章 漁業に望みを託す?

それなら魚に切り替えればいいではないか。

一九六〇年代、世界の食糧不足が明らかになりはじめると、海が救世主になるともてはやされた。農業生産は限界に達したので、これからは無尽蔵で自己再生するとおぼしい海の時代だ。だれの食卓にも魚が載ることになるだろう、と。

これまでに見たとおり、農業生産が限界に達するという予測は、世界中で収量が増加したことで外れた。しかし、食糧として魚が増えるという方は当たっていたようで、世界の漁獲量はたしかに大幅に増加した。一九五〇年には一九〇〇万トンの魚が水揚げされた。これは一人あたり七・五キログラムに相当する。それが一九六〇年には二倍近い三六〇〇万トンになった。最高潮に達したのは、いくつかの統計によると一九九六年で、漁獲量は九五〇〇万トン、地球上の人間一人につき一六・四キログラムだった。最近の調査で、漁獲量には過大報告が行なわれていたことが判明する。特に中国の熱心すぎる官僚が相当水増ししていたらしい。現在ではこれを考慮に入れ、世界の漁獲量がピークに達したのは一九八八年で、その後は一年ごとに平均三〇万トン程度ずつ減少していると言われている。

一九八八年（または一九九六年）までの着実で目覚ましい漁獲量の増加は、高い代償をともなっていた。われわれは主な魚種の資源を涸渇させたのだ。

ワールドウォッチ研究所は、世界の主な漁場の七三パーセント、そして主な魚種の七〇パーセントが生産の頂点に達しているか、もしくはすでに減少に転じていると報告している。たとえば、マイワシは一九八八年に五四〇〇万トンという空前の水揚げがあったが、そのわずか八年後、九二パーセント減少の四〇万トンという漁獲量になっている。

国連は世界一七カ所の主要な漁場が自然の限界に達したか、それを超えたと報告している。カナダ沖のグランドバンクスと、アメリカのニューイングランド沖のジョージズバンクは、かつて世界でも有数の漁場だったが、今は見る影もなく、商業的価値はなくなったと考えられている。国際自然保護連合は一〇〇〇種の魚を絶滅の危機にあると挙げている。一〇〇以上の太平洋サケ資源がすでに消滅している。

根こそぎの漁業は海洋食物連鎖の全体に波及効果を与える。たとえば、アラスカではスケトウダラの漁獲高が一九八六年以降、三倍近くに増えている。しかし、一九七〇年代の終わり頃からスケトウダラを餌とするトドの数は九〇パーセントも減少した。トドの減少はシャチから主食を奪うことになり、シャチはその代わりにトドより小さくて骨の多いラッコを食べるようになった。その結果、ラッコの生息数が一九九〇年以来九〇パーセント減少し、ラッコの餌であるウニが増えている。

漁民は政治活動に長けている

世界全体では一三〇〇万人が漁業に従事している。一二〇〇万人は単純で伝統的な漁法を使い、世界の漁獲量の約半分を水揚げしている。残りの一〇〇万人は三万七〇〇〇隻の大型漁船に乗り組んで後の半分を獲っている。これらの漁船は、魚群探知機や偵察飛行機など非常に高度な技術と、ジャンボ機一〇機あまりを引き上げられるほど大きな漁網を使う。

水産業者は政治の世界でも高い効果を上げている。漁獲が急激に落ち込むと他に産業のない地域での雇用が脅かされるという事実を使って、政府の支援を首尾よく取り付けたのだ。国連によると、一九九四年に世界中の漁民は一二四〇億ドルをかけて七〇〇億ドル分の魚を捕らえた。五四〇億ドルという差額は各国の政府、最終的には納税者からの助成である。当然のことながら、これは過剰な設備投資を促す。人間がただで何かを手に入れるとそういうことがよく起きる。一九七〇年から一九九〇年の間に、世界の大型漁船は漁獲量増加の二倍の割合で増えたのだ。

さらに悪いことに、水産業は無駄が多い。夕食の皿に載る魚一匹ごとに、たぶんいくつか海生動物の命が奪われている。

たとえばエビ漁は特に無節操だ。市場に流通するエビ一キログラムに対して二〇キログラム前後の海生動物が捕まり、死んだか瀕死の状態で海に返される。マグロ漁の方法は以前よりイルカを傷つけないものになったが、それでもなお無数のサメやウミガメ、メカジキなどを捕らえて殺している。

残念ながら、現状の打開を養殖漁業に期待することはできない。養殖漁業はすでに年間三三〇〇万トン、食用とされる魚の四分の一をわたしたちの食卓に供給しているが、環境科学者に言わせると、養殖は一般的に環境を大きく破壊するものなのだ。養殖漁業の多くは、数多くの魚にとって繁殖産卵に重要な場であるマングローブ林を切り払った沿岸で行なわれる。世界のマングローブ林の半分ほどが、切り払われたり、水を抜かれたり、ダムで水をせき止められたり、埋め立てられて消えた。養殖漁業はまた、膨大な量のきれいな水と餌――海から直接採取されることが多い――そして大量の抗生物質の投与を必要とする。

しかし、現在肥料や飼料に使われる魚――全漁獲量の三分の一――が人間の食用になったとしても、今の食事パターンのままでは、養殖漁業の生産量を今後一五年間で二倍に増やす必要がある。

第4章　この先、環境はどうなるのか？

わたしはこれまで山のような資料を調べ回ってきた。その中ですっかりなじみになったのは、さまざまな環境保護論者や政治団体やマスコミが提唱する環境の悪化である。デンマークの統計学者で楽観論者のビョルン・ロンボルグはこれを皮肉って「うんざりする連禱《れんとう》」と呼んでいる。ベストセラー『環境危機をあおってはいけない――地球環境のホントの実態』（邦訳、文藝春秋）の中でロンボルグは、事態はそれほど悪くないと言う。たしかに問題はある、と彼は認める。しかし、数字を見てみれば、われわれはかつてないほどよい暮らしをしているではないか。平均寿命は空前の長さになっている。西欧の都会の中にはこれまでになくきれいになったところがある。地球温暖化と言うが、その予測は不確かなもので、しかも問題だけでなくたくさんのメリットももたらすはずだ。

人類の状態はこれまでで最良かもしれないが、と環境保護側は反論する。そのために環境と持続可能性が犠牲にされているのだ。このまま続くはずはない、と彼らは言う。ロンボルグは生活の質について人間中心に考えすぎだと主張する人もいる。

「たくさんの動物が絶滅していくのはどうするのですか？　そういうものを無視していらっしゃいますが」と、最近わたしが聞きに行った討論会で環境問題の専門家がロンボルグに質問していた。

「あなたがそういうことを言えるのは、空調の効いたオフィスにいて、世界的な製薬会社なんかの最新技術で健康を守られているからではないですか」とロンボルグは応じる。

ロンボルグと環境問題専門家はまるで槍試合をする中世の騎士だった。お互いに槍を構えて相手に向かって突進するのだが、あまりに進路がかけ離れていて、槍の先が相手をかすりもしないのだ。二人の仮定はちがいすぎていた。

情報を持つ素人として、環境がどのくらい悪化しているのか、またわれわれの集団的な行動がその改善にどのくらい役立っているのか、判断を下すのは非常にむずかしい。よく引用される数字や統計は、現実から切り離されたり、何の脈絡もなくなって、意味を失う。ロンボルグも指摘するように、一九九二年に二四カ国で行なわれた「地球の健康」という大規模な世論調査では、大部分の人が身近な環境は自分の国全体の環境よりよい状態にあり、また自分の国の環境は世界的な環境よりましな状態だと感じていることを明らかにした。国によって度合いは大きく異なり、西側諸国の人々ではこの感じ方が強く、東欧や途上国では差が少なかったものの、この傾向は一貫していた。

さて、みんながみんなこう考えて、それがすべて正しいということはあり得ない。これでは、他人が持っていて視界に入らない山の向こう側より自分の土地の芝生の方が常に青いと信じているようなものだ。マスコミが報道し、グリーンピースのような組織にいる有能な人たちが宣伝する異口同音の暗い見通しに、われわれは強く感化されている。今日の先進国に住む平均的な——統計的に見ると都市に住んでいる可能性が高い——市民は、自分の目で実際に見たものを基に判断できるほど身近に経験できる場所をもっていない。街中を仕事で跳び回ったり、高速道路で海岸へドライブしても、田舎で実際に起きていることは見えないのだ。

いずれにせよ、食べなくてはならない

環境主義者が言い立てる暗い見通しが正しいかどうかにかかわらず、われわれは食べる必要がある。そして、食用として世界中で飼われている家畜は、どうひいき目に見ても環境をなにがしか破壊するのはまちがいない。しかし、今行なわれていることをやめるとしたら、その前に代替策を考えなくてはならない。まったくバランスを崩さずに六〇億人を食べさせる方法はあり得ない。六〇億という数の人間はあらゆる意味で地球に大きな足跡を残すのだ。世界の人口はいずれ一〇〇〜一一〇億に達すると予想されているが、その人たちも現在の大部分の人と同じように暮らすことはできるのだろうか。

理想的に言えば、ここでバランスシートのようなものを書くべきだろう。現在六〇億人がいて、これからまだ増えていく。その人たちに毎日食べ物を与えなくてはならない。

何が最適な方法だろうか。

　とは言っても、このように詳細な分析に必要とされる膨大な情報をどうやって処理したらよいのだろう。それができる道具はまだないし、将来を正確に予測する方法も解明されていない。その代わりとして、山のようなデータやコメントや反論の中に見識を求めよう。というわけで、次のことを考えてほしい。

　われわれが何を食べるかという選択は、われわれが使う資源に影響を与える。一キログラムの牛肉を生産するのに必要な資源で、トマトなら二〇〇キログラム、ジャガイモなら一六〇キログラム、リンゴだと八〇〇キログラム、ニンジンなら一二〇キログラム、サクランボで二〇キログラムが同じ期間に生産できるという見積もりがある。

　骨も皮も含めて一キログラムの鶏肉を生産するには約六六〇リットルの水が必要とされる。同じだけの水があれば、畑では一六キログラムのブロッコリー、豆腐三キログラム分の大豆、または全粒粉のパン五キログラム近くを作れる小麦が生産できる。

　ハーヴァード大学の研究者二人が行なった推測によると、菜食が広く行なわれるようになれば、現在食用家畜の餌に使われているエネルギー、土地、穀物などの資源は直接人間の食用に回せるようになり、世界の食糧生産は持続的に八〇億のベジタリアン人口を支えることができるという。

食肉生産の環境に対する影響についての議論には道筋がたくさんありすぎ、基礎的な事実についても意見の相違がありすぎて、だれも強く反対を唱えられないような隙のない論理を組み立てることは不可能だ。そこで、十分に資料を読み、いろいろと検討したわたしの直感的な考えを述べておく。

世界は食肉生産のためにやっかいな状態に陥ってしまった。あまりに多くの土地を乱用し、地域によっては危害を及ぼすほどの汚染があふれ出している。今後、二つのシナリオのうちどちらか一つが起きるだろう。

二通りの未来のシナリオ

一つ目の可能性は、今のままお茶を濁していくことだ。肉の値段は高くなり、健康や倫理的な理由から、人々は肉をあまり食べなくなる。われわれは環境を徐々に悪化させ、何かが起きてしまったらそれを片付けるという泥縄式で問題を解決していく。ヘドロの流出、大気汚染、ＢＳＥのような健康への脅威といったことが起きるだろうが、その場その場で取り組んでいく。

もう一つの可能性は、工場式農場が劇的に増加して、現在西洋の人々が食べている量の肉を一〇〇億の世界人口に供給することである。それに加えて、放牧と混合農場による食肉生産の大部分が工場式農場に移行する。もうすでに始まっていることだが、社会的な圧力と法的な規制が工場式農場の汚染をその場で浄化することを要求し、さんざんけなされてきた自由市場は、効率的にそれを解決する技術の開発を確実にするだろう。

わたしは後者のような成り行きになる見込みが高いと思う。少なくとも、遠い将来にわれわれが食習慣を変えるまではそうだろう。過去数十年の間に数多くの産業がやってきたように、不快で受け容れにくい副産物の処理を要求する法的な制約の下で、食肉産業は完全に「工場化」される。当初、これによって環境には純粋な利益が生じ、われわれはすっかり満足するだろう。思う存分に食べ、環境への負担は抑制できて、われわれの祖父母の時代と同じように枕を高くして眠ることができる。

言葉を換えれば、グリーンピースやワールドウォッチ研究所といった場所に住み着いている環境の悲観論者は、今度もまちがっていることが証明されるとわたしは思っている。五〇年くらい経てば、彼らはマルサスと一括《くく》りにされるだろう。善意からとはいえ、世界が実際はどのように機能するか、社会や個人がどのように問題に対応するか、理解不足から誤ってしまった人々というわけだ。彼らの見解は、わたしが若い頃に聞いた明らかに眉唾物の予想と同じになるだろう。その予測とは一八八〇年に行なわれたもので、ロンドンで増え続けている馬を何とかしないと、一九二〇年までにイギリスの首都は二メートルの深さまで馬糞で埋まってしまうだろうというものだった。

世界の動き方というのは、ものごとが危機的な規模に達すると、われわれが何とか対処してしまうか、さもなくば頭のいいビジネスマンがそれを市場機会と見てとり、やり方を変えてしまうか、いずれかなのだ。経済学者はこれを技術革新と呼び、人類の発展はこれが常に要因となっている。

農業生産における次の飛躍的前進は、遺伝子組み換え作物によってもたらされることだろう。さらに、遺伝子操作や、もしかするとクローンによる家畜の生産も行なわれるようになるだろう。だが、アメリカ合衆国を別として、世界はまだこれを受け容れる気になっていないようだ。環境への負担や、人間の健康や幸福に対する影響を考えると、まだ不安を抱く人びとのほうが多いからだ。しかし、遺伝子組み換え作物を導入する圧力は強まる一方となる可能性が高い。

動物の扱い方に関しても、やがて、このままでいいのかという懸念が広く浸透していくことと思う。そのときわれわれは、指導的な政治家に問題の解決を期待するようになるのだろう。

あるとき、俳優で作家のスティーブン・フライがケント州のカンタベリー大学で学生に講演したのを聴いた。彼は自分の甥や姪が今の時代を振り返って、「動物園で動物が檻に入れられていたなんて信じられない」と言う日が来ると期待している。わたしは彼らがそれ以上のことを不思議がるだろうと思っている。

しかし、これはわたしの純粋な希望的観測にすぎない。わたしほど楽天的でない人たちは、これ以上の環境破壊を止めるには肉を食べるのをやめなくてはならない、とディナーパーティーの客に説教していることだろう。

第５章　菜食は健康に良いのか？

ベジタリアンではなかった義理の父が、生前わたしにベジタリアンになって健康になったかと訊ねたことがある。

「わかりませんよ。今ごろどうなっていたのか知らないのに比べられませんから」

「じゃあ、風邪を引く回数は前と比べてどうだい？」

そう言われると、風邪を引かない。突然、わたしはベジタリアンになって健康になったことに気がついた。そのときまで、菜食による健康への恩恵は、頭でしかわかっていなかった。そのときまでわたしは、大量の肉を食べ続けているよりは健康なはずだと信じて、気休めにしていた。

実のところ、義父の素朴な一言のおかげでわたしは前より健康になったことを知った。これはベジタリアンになった直接の結果だ。菜食に変えてから何か健康のための運動を始めたわけではない。アルコールはやめなかったし、もともとタバコは吸わない。

しかし、ベジタリアンになって一〇年の間、わたしはほとんど職場を病欠していない。さまざまな職場で働いたが、仮病を使うようにも見えない同僚たちはみな、一年のどこかで風邪やインフルエンザのために休んでいた。そういう人たちと同じ空気を吸い、ロンドンで働いていたときには公共交通で通勤していたためだろうが、わたしも毎年一度は体調を崩した。しかし、その影響は弱く、軽い炎症しか起こさない。今はオーストラリアのブリズベンに住んでいるが、まったく病気知らずだ。

医者には二度ばかりかかったが、それは昔の生活に原因がある。若い頃熱帯の太陽を浴びすぎたためにできた怪しげなほくろを二つ切除してもらったのだ。

人生の半分を便秘に悩まされてきたわたしが、今は「快腸」だ。たぶん十分な食物繊維を摂っているからだろう。性欲について言えば、肉を食べないことによる影響は何も感じていない。

食習慣で一つ変わったと気づいたことがある。長い間にだんだん小食になってきたのだ。これは菜食料理の一皿が少なめで、大きなステーキなどがないことと、味覚が繊細になったためだと思う。

しかし、体調がよいという総体的な感覚はあるものの、自分がなぜ健康になったのか、詳しいことは知らない。また、一般的に栄養について、ほとんど知らないことにも気がついた。ここ数年の調査では一貫して、男性は病気になってもなかなか医者に行かないことが示されている。特に年配の男性では、ちょっとした病気や漠然とした痛みで医者に駆け込むのは男らしくないというような感覚がある。これと同じことが栄養についてもあるのではないだろうか。バランスがとれて健康的な食生活をしているかどうかなど、大の男が心配することではないというわけだ。

パートナーがいると、これははるかにたやすくできる。料理が上手で好奇心の旺盛な人ならなおさらだ。まともな食事をしていないベジタリアンはずいぶん多いのではないだろうか。ベジタリアンでない人と同じで、インスタント食品やジャムサンドイッチを食べすぎている。その結果、肥満になっている人もいる。これはベジタリアンになったせいではない。貧弱な食生活の結果なのだ。ベジタリアンになっても食生活がよくなる保証は、わたしの経験から言って、ない。よい食べ物やバランスのとれた食事を作るには一定の努力が必要とされ、多様な食品群から確実にまんべんなく食べるには一定の自制が必要とされる。ただ、ベジタリアンは食物連鎖の底辺に近いため、この重要性が大きいということだろう。

食生活の激変は過去にもあった

世界が始まって以来、人類は幅広い自然食品に適応してきたが、先史時代と言われる期間には、食べ物の種類や栄養素の組み合わせ（炭水化物、脂肪、たんぱく質という意味で）は、ほとんど変わらなかった。同時に、考古学者が教えてくれるところによると、手に入る食べ物の量は変わりがちで、人々はしょっちゅう飢えていた。

一万年前に始まった農業革命は重大な変化をもたらした。われわれの遠い祖先は食糧を栽培して保存できるようになったのだ。二〇〇〇年前に始まって現在も続いている産業革命の間に、もう少し近い祖先から現代人までが、食物の生産、処理、保存、そして流通を急激に変化させた。

食生活と栄養と慢性病の予防に関するＷＨＯの報告書によると、最近の技術革新や個人の経済的ゆとりと自由の増加、そして家族構成の変化の結果として、先進国における食生活の栄養構成が大きく変わってきている。たとえば、イギリスの平均的な住民は、産業革命が始まった当時の人に比べて、五倍から一〇倍多くの脂肪や糖分（専門用語では精製炭水化物）を摂っているのに対して、複合炭水化物（穀物など）の摂取は大幅に減少している。

人類史全体から見ると、このように大きな食生活の変化はごく最近のことである。そして、総合的に言えば、これは好ましい結果を出した。先進国では飢餓がなくなった。平均寿命は劇的に延び、感染症に対する抵抗も増加した。ただし、最後の点については医学の世界における技術革新に負うところが大きいだろう。

イギリスでは一二〇〇年までさかのぼって平均寿命を計算したところ、出生時の平均余命は約三五年だったものが、現在ではその倍以上に増加していた。大きな増加を示したのは一八五〇年以降で、これは産業革命とそれがもたらした食生活の変化とほぼ時期を同じくしている。

過去四〇年の間に、世界の一人あたり一日の平均カロリー摂取量は二二〇〇ちょっとから二八〇〇へ、二四パーセント増えた。いちばん高かった三八パーセントという増加率は発展途上諸国のもので、現在そこでの平均は約二七〇〇キロカロリーである。

栄養状態の全般的な改善は、子供時代の成長を増加させ、おかげでわれわれは最近の祖先よりも大柄になった。第二次世界大戦後、一九四六年から一九六四年までに生まれたベビーブーマー世代は、祖父母たちよりもかなり大きい。オランダでの研究によると、オランダ人男性は二〇世紀初頭よりも平均で一五センチメートル背が高くなっている。オーストラリアではそれより控えめだがやはり歴然とした五センチメートルの増加だった。たぶん、これは一〇〇年前にオーストラリア人の方がオランダ人よりもよい食生活をしていたためだろう。

しかし、悪くなったこともある。その大部分は最近になってわかってきた。しかも、ファストフード世代の健康への影響は、まだ先にならないとわからない。「豊かな」――脂肪と遊離糖類を多く含むエネルギー密度の高い食品を食べ過ぎ、複合炭水化物が不足している――食生活は、慢性的な非伝染性疾患と強い関連がある。代表的なものには、冠動脈性心疾患、脳卒中、各種のがん、糖尿病、胆石、虫歯、消化器疾患、さまざまな骨や関節の疾患などがある。

こうした食生活の問題がよく知られるようになったことによって、影響がいくらか軽減された。たとえば、アメリカとオーストラリアでは、多価不飽和脂肪が食べ物から排除され、人々が運動を増やして禁煙したおかげで、心臓発作が四〇～五〇パーセント減少している。

こういうわけで、肉中心の食生活を弁護するときの決まり文句――人間は何万年も前から肉を食べてきた――は通用しない。われわれの食生活は大きな変化を経ていて、それ以前の時代との比較は成り立たないのだ。

実際のところ、欧米ではあまりにも多くの人々が食生活を無茶苦茶にしているという証拠が続々と現れている。

西洋人は太りすぎている

最近『アメリカ医学学会誌』に報告された研究によると、これから大人になる平均的アメリカ人の三人に一人が糖尿病になるらしい。この研究ではまた、糖尿病患者は身体障害性の疾患や早死にを特徴とする人生を送ることが明らかにされている。

そして最近、公衆衛生関係者が議論の的にしているのは肥満である。西洋の人々は太り続けている。すでに太りすぎの人があまりにも多い。

人が太りすぎか肥満かを算出する計算式がある。体格指数（ボディ・マス・インデックス、略してBMI。肥満度指数とも）といって、身長に対する体重を計算して得られる数字だ。WHOはBMIの正常値は二〇〜二五で、二五〜三〇の間なら標準体重を超過しているとみなす。三〇を超えていたら肥満だ。もっと一般的で簡単な言い方をすれば、標準体重を一五パーセント上回れば肥満気味、二〇パーセント多ければ本格的な肥満と定義されているわけだ。［BMIを計算するには、体重（キログラム）を身長（メートル）の二乗で割る。したがって、わたしと同じくらいの体格——身長一・八メートル、体重八〇キログラム——の人のBMIは、80/(1.8×1.8)＝24.7で、肥満気味カテゴリーのすぐ下になる」

WHOの推定では、アメリカ人は成人の五五パーセントが標準体重を超えている。ロシア人は五四パーセント、イギリス人は五一パーセント、そしてドイツ人は五〇パーセントだ。大まかに言って、西洋諸国では半分の人が太りすぎている。ワールドウォッチ研究所は、体重が多すぎる人の数を六億と計算している。

事態は悪化し続けている。アメリカでは標準体重を超えている人の割合が一九六〇年代から見て二倍になり、一九九一年から一九九八年の間に肥満の人口は五〇パーセント増えたという。今ではアメリカ人のほぼ五人に一人が肥満なのだ。イギリスやカナダの肥満人口は過去一〇年間で倍増した。

WHOによると、女性は一般的に男性にくらべて肥満の割合が高いが、男性の方が標準体重を超えている割合が高い。また、学童の中の肥満児も一〇パーセントに近づいていると報告されている。これは、日本やアメリカ、ヨーロッパの一部諸国といった先進国だけでなく、アルジェリア、アルゼンチン、インドネシア、南アフリカ、イランなど、多様な国々でも明らかに高い割合が見られるという。

太った人が増えているのは、食生活による直接の結果である。アメリカの疾病対策予防センターが行なった調査によると、一九九〇年代の間に運動量はほとんど変わらなかったが、平均的なカロリー摂取量は一日につき二〇〇キロカロリー以上増加していた。ここ一〇年でファストフードやカフェが激増したことについては、数字を持ち出すまでもないだろう。体に悪いものを食べている人が多すぎるだけではなく、食べすぎの人も多すぎるのだ。大食いが許されるようになり、ふつうのことにさえなっている。実を言うと、食べるのを控えるという歴史はない。石器時代、次の食事がどこから手に入るかわからなかった頃、美味しいものを食べないなどという余裕はなかった。

体重が多すぎると、糖尿病、心疾患、脳卒中、各種のがんといった、非伝染性の慢性病にかかる危険が大幅に増加するが、影響はそれだけにとどまらない。標準体重を超えている人にはそうでない人に比べて、喘息、骨粗《そ》鬆《しょう》症、腰痛といった衰弱性の症状が多く見られるのだ。アメリカがん協会が一〇〇万人の成人を一四年間追跡調査したところろ、標準体重を超えていると、ほとんどどんな病気でも死亡の危険が高まったが、その中でも心疾患とがんの死亡率が高かった。ハーヴァード大学による最近の研究は、喫煙を別とすれば、肥満が予防可能な死亡原因のトップだと締めくくっている。

体重が多すぎる人は、主に内分泌系の持病のために太っているのでないかぎり、たくさん食べすぎるか、適切でないものを食べている。にもかかわらず、意外なことに彼らは食生活に関係する欠乏症にも悩まされている。糖分や脂肪分の多い食品は、カロリーは高いものの、食物繊維、カルシウム、鉄分、ビタミンCなど、必須栄養素は乏しい。糖分と脂肪分は、もっと栄養が豊富で体によい食品を押しのけてしまい、体重の増加による栄養飢餓という一見矛盾した事態を引き起こす。さらに、加工食品の多い食生活では、ナトリウムなどの微量栄養素が健康的な量をはるかに超えることも多い。

標準体重を超えている人々は、太っている代償として自分の健康を害するだけではなく、社会全体に高い医療費を支払わせる。ある推定によると、一九九〇年にアメリカで肥満に関連した疾患の治療にかかった費用は六九〇億ドルで、保健予算全体の七パーセントだった。イギリスでは、国民医療サービスの予算のうち二〇パーセントが肥満者によって使われているという見積もりが最近出ている。

ここ一〇年間に、食生活は大きな注目を集めた。科学者は人々の食生活について、長期的な研究を行なう機会と時間を得た。現在では明確でまちがえようのない証拠が出そろっている。脂肪と糖質と精製食品が多すぎるのは不健康だ。食物繊維、緑黄色野菜、そして果物が体のためになる。

脂肪分の多い肉を食べすぎると、コレステロールの増加、動脈の血栓などで、一般的に心臓発作が増えたり心疾患の危険が高まるということもわかっている。

WHOの専門家集団が最近明らかにしたところによると、がん全体の三〇パーセントから四〇パーセントは、食生活の改善、運動、そして適切な体重の維持によって予防できるという。さらに、多様な野菜や果物を十分に含む食生活は、がん全体の二〇パーセント以上を予防するだろうという。

一方、圧倒的に植物の多い食生活をしている人が健康であることが研究によって示されている。そういう人たちは、何でも食べる「雑食性」の人よりも、心臓発作や糖尿病などの慢性病にかかる危険が少ない。

ハーヴァード大学公衆衛生学部が最近公表した研究では、西洋社会のベジタリアンはBMIの値が平均して一（前出の計算式を参照）低かったことが報告されている。この研究はまた、ベジタリアンは肉食をする人にくらべて摂取するカロリーが少なく、これがBMIの平均値を下げ、心疾患、呼吸器疾患、乳がんなどのリスク軽減に寄与していると考えている。

いくつかの高名な組織も、植物を中心とした食生活を支持していて、今や推奨される食事は野菜と果物が大半を占めている。

あとに残る疑問は、肉を少し含めるべきか否かだ。

何を食べる必要があるのか？

菜食主義という問題は、どんな食品がどれだけ必要かという概念と深く関係している。どの食品がわれわれに害をおよぼすかについては、これまでに示されてきた。しかし、健康な食生活には何を食べる必要があるのだろうか。たんぱく質、食物繊維、脂肪、炭水化物、ビタミン、ミネラル、すべて生命に必要なものだ。

◎たんぱく質

たんぱく質は二つの働きをしてくれる。成長を促進し、皮膚や爪や髪の毛など、身体のさまざまな部分の基本的な構造を形成する。これらの構造を維持して、傷ついた組織を修復するため、たんぱく質は絶えず必要とされる。

たんぱく質はまた、食物の消化をはじめとする身体の重要な働きの多くを安定させる酵素やホルモンや抗体を供給する。

しかし、必要以上のたんぱく質は脂肪として貯蔵されるのだ。

たんぱく質はアミノ酸でできている。アミノ酸とは、炭素と水素と酸素基と、(それらがつながって分子になることを可能にする)窒素で構成される有機化合物だ。二〇種類ほどのアミノ酸が積み木のように基礎単位となって、さまざまに異なる組み合わせで多様なたんぱく質を作り上げる。この中で八種類が必須だ――「必須アミノ酸」という言葉はよく耳にする――というのも、われわれの身体はこれを作ることができず、それなしでは生きていけないからだ（一応挙げておくと、ロイシン、イソロイシン、リジン、メチオニン、フェニルアラニン、スレオニン、トリプトファン、バリンである）。成長期の子供はこのほかに二種類、アルギニンとヒスチジンを必要とする。

動物由来の食品――肉、乳、卵――は、食物連鎖の上位にあるため、すべての必須アミノ酸を、身体が必要とする組み合わせに近い形で含んでいる。単独でわれわれが必要とする割合のアミノ酸を含む野菜はないが、いくつかを合わせるとこれは解決する。このため、ベジタリアンにはバランスのとれた食生活が必要だと栄養学者は強調する。これについてはまた後で述べよう。

◎食物繊維

食物繊維とは消化酵素によって分解されない物質群を指す。炭水化物の一形態で、植物の細胞壁を作っている。消化はされないが、消化器系を効率よく働かせるためには不可欠だ。

繊維は食べ物に歯ごたえを与えるため、食べる量が減り、食べるのがゆっくりになる。

これはあごにとってよい運動で、唾液の分泌を促す。唾液は歯の表面にできる酸を中和して虫歯を減らす働きがある。繊維はまた、胃の中で膨張し、食後の満腹感を増加させる。繊維には、ペクチン、アルギン酸、セルロース、ヘミセルロース、リグニンの五種類があって、それぞれ異なる役割で健康の増進と病気の予防に役立っている。

ペクチンは果物の細胞壁に含まれ、ペクトーゼという形で熟していない果物の軟組織にも存在する。腸の中では、胆嚢で作られた胆汁酸塩と結合するため、脂肪やコレステロールの消化吸収を減少させ、ひいては心疾患のリスクを減らすと考えられる。

アルギン酸は植物が出すねばねばした物質だ。ペクチンと同様に、コレステロールの吸収を減らす。また、胃壁を覆って糖分の吸収を遅らせるので、糖尿病患者には特に役立つ。

セルロースは植物細胞の固い細胞壁に由来する。腸の中では水分を吸収して部分的に消化された食べ物のかさを増やす。食べ物のかさが増えると体内での移動が早くなり、腸管下部に蓄積しがちな毒素を一緒に運んでいく。

ヘミセルロースも植物の細胞壁に含まれている。これも食べ物をふくらませて、体内の移動を早めることを助ける。

リグニンは主に根菜類に含まれる木質の成分だ。セルロースと同じように便の量を増やして腸内の通過を早め、痔や静脈瘤、もしかすると直腸がんの予防にも役立っている可能性がある。

◎ビタミン

ビタミンは身体が微量で必要とする必須の化学物質である。体内では作れないため、食べ物から摂取しなくてはならない。水溶性（ビタミンB群、ビタミンC、葉酸）と脂溶性（ビタミンA、D、E、K）の二つに大きく分けられる。前者は血液や組織液に溶け、体内に長時間とどまることはできず、余分なものは尿に排出される。脂溶性ビタミンは肝臓や脂肪組織に蓄えることができる。

どのビタミンも、一日の必要量は年齢、性別、職業によって異なる。成長期の子供、妊婦、授乳中の母親はビタミンを多く必要とする。高齢者や病後回復期の人も同様だ。

これ以外にも、食生活やライフスタイルといった要因がビタミンの必要量に影響する。

タバコ、アルコール、コーヒー、アスピリン、避妊用ピルなどに含まれる化学物質は、体内のビタミンを大量に消費する。こういう物質を摂取する人は、より多くのビタミンを必要とする。

ビタミンはさまざまな機能を果たす。ビタミンAは皮膚と粘膜（胃腸、膀胱、のど、鼻、気道などの内面）を健康に保つ。暗中視力にも不可欠だ。

B群のビタミンは、体内における炭水化物や脂肪やたんぱく質の代謝に重要な役割を果たす。毛髪、皮膚、目、口、肝臓の健康に役立っていて、脳、神経系、循環系が適切に機能するためにも、赤血球の形成にも必要とされる。

ビタミンCは軟骨やコラーゲンなどの結合組織を健康にしておくのに必要とされる。傷を回復させたり、感染症と闘うことを助け、鉄分の吸収を増加させる。

ビタミンDは血液中のカルシウムとリンを正常なレベルに維持するために不可欠で、カルシウムの吸収を高めて骨や歯の健全な形成を助ける。子供や妊婦には特に重要だ。

ビタミンEは細胞膜の損傷を予防する。体内の不飽和脂肪が損傷しないよう保護し、ビタミンAが破壊されないように守る。ビタミンKは出血を予防するために必要だ。葉酸とビタミンB12はDNA分子の遺伝物質を正しく形成するのに欠かせない。葉酸はたんぱく質の形成にも必要とされる。

◎ミネラル

われわれの身体には一〇〇種類ほどのミネラルが存在していて、全部を合わせると体重の四パーセント前後になる。量が多いのは六種類——ナトリウム、カリウム、塩素、カルシウム、リン、マグネシウム。これ以外はほとんど計測できないほど少なく、体重の一万分の一にも満たない。こちらはまとめて微量元素と呼ばれている。だいたい二〇種類のミネラルが必須だと考えられている。

ミネラルは身体構造の一部となっていて、骨、歯、筋肉繊維、神経細胞などに存在する。筋肉が伸び縮みしたり刺激が神経を伝わるのはこれらのおかげだ。可溶性の塩として、体液の構成とバランスにも寄与している。ミネラルは酵素やビタミンやホルモンに含まれている。触媒のように働いて、食べ物を分解して役立てる化学反応を可能にしている。

ナトリウム、カリウム、塩素はそれぞれのやり方で体液の量を一定に保つメカニズムの中で役割を果たしている。塩素は塩化物という形から胃液の塩酸を作るのに必要だ。塩酸はたんぱく質の消化に必要とされる。カリウムは筋肉細胞や血球のために必要で、ナトリウムは細胞内外の液体の釣り合いをとっている。

カルシウムは骨や歯の主成分だ。血液の凝固や細胞膜の維持、神経系が効率的に働くためにも必要とされる。リンはカルシウムと協力して骨を健康に保ち、エネルギーの放出にも重要な役割を果たす。マグネシウムは神経系の働きを助け、またカルシウムやカリウムが放出される際にも作用している。

亜鉛は成長とたんぱく質の合成に欠かせない。傷の回復や性的成熟に必要とされ、皮膚、毛髪、爪、粘膜の維持にも役立っている。

鉄はヘモグロビンの形成に必要だ。ヘモグロビンは血液の中で酸素を運び、これが不足すると疲れを感じる。ビタミンCは鉄の吸収を高め、またほんのわずかな銅も、鉄が役目を果たすために必要とされる。

非常に微量のヨウ素が、身体の代謝率を調節する甲状腺の正常な働きには必要だ。

先進諸国では幼児や妊婦、高齢者に鉄分の不足が見られる。

食物中の鉄には大きくわけて二種類の形態がある――ヘムと無機だ。形態と、一緒に食べる食品の性質の両方が鉄分吸収の度合いを決定する。ヘムは動物由来の食品に存在し、ほかに何を食べていても簡単に吸収される。それとは対照的に、無機鉄の吸収は一緒に食べるものに存在する要因によって大きく影響される。吸収を促進するものとして広く知られているのは、動物性食品とビタミンCだ。穀物や野菜を中心とする食事にはかなりの鉄が含まれているが、ビタミンCなどを同時に摂らないと、実際に使える鉄は非常に少なくなってしまう可能性が高い。

肉を食べない人にとっては、鉄、亜鉛、銅を適切に摂取することが特に重要だ。栄養学者が少なくともいくらか肉を食べるか、または十分な量のビタミンCを含んだ食品を食べるよう勧めるのは、鉄分欠乏を心配するためである。

ミネラルはまた、集団としても働き、それぞれの間でバランスのとれた関係を保つことが重要とされる。栄養学者によると、一種類のミネラルだけのサプリメントを摂ることとは別のミネラルの欠乏につながりかねない。重要なのはバランスで、しかもこれは簡単に崩れてしまう関係なのだ。

ミネラルの主な供給源は、土からそれを吸収している植物である。ナトリウムとリンはほとんどの食品から十分に摂ることができる。

◎炭水化物

炭水化物は最大のエネルギー源で、炭素と水素と酸素の化合物である。消化可能な炭水化物には二つのタイプがある——糖（単純炭水化物）とデンプン（複合炭水化物）だ。主な糖には、ブドウ糖、果糖、ガラクトースの単糖類と、蔗糖、麦芽糖、乳糖の二糖類がある。最も一般的に食べられている糖は蔗糖だが、これはたんぱく質をまったく与えてくれない。

われわれはデンプン、つまり複合炭水化物をもっと食べ、単純炭水化物を減らした方がよい。デンプンは、ジャガイモ、全粒粉のパンや小麦粉製品に含まれている。

炭水化物は単糖類に分解されてから、小腸壁を通して吸収されて血流に入る。その後、さらに分解されてエネルギー源となったり、グリコーゲンの形で肝臓に蓄えられる。それが次の食事までの間や運動しているときに血糖値を一定に保つための蓄えとなる。余分な炭水化物は脂肪として貯蔵される。

エネルギー源となる以外に、炭水化物はたんぱく質を代謝して身体の組織を作ったり修復できるようにする。中枢神経系も常に一定量の炭水化物を必要とする。

炭水化物に蓄えられたエネルギーを放出するには、十分なビタミンが必要とされる。特に重要なのはビタミンB複合群で、これがブドウ糖からのエネルギー生産を調節する。

◎脂　肪

脂肪には大きく三つのタイプがある。飽和脂肪は一般的に動物に由来する。例外はコヤシ油とヤシ油、それに人工的に硬化（水素化）された植物油だ。多価不飽和脂肪は常温では液体状のことが多く、主に植物や魚類に含まれている。一価不飽和脂肪はナッツや果物に含まれている。一種類の脂肪だけを含む食べ物はない。個々の食品のちがいは、それぞれの脂肪が存在する割合なのだ。

濃厚なエネルギー源である以外に、脂肪はいくつかの機能をもっている。風味が混ざり合うのを助け、呑み込むのを楽にするため、脂肪を含む食べ物は美味しく感じられる。カロリーが高いためだけでなく、消化をゆっくりさせて胃が長い間いっぱいになっているため、食欲を満たしてくれる。脂肪組織は脂溶性のビタミンA、D、E、Kを蓄える。脂肪は皮膚の下でいくつもの層に蓄えられ、体温の維持を助け、大切な内臓を衝撃から守り、あるべき場所に保つ。蓄えられた脂肪は、たとえ短期間でも食べ物が得られないときに燃料として使うことができる。

多価不飽和脂肪は脂肪酸——リノール酸、リノレン酸、アラキドン酸——を作る。これは毛細血管や膜組織に不可欠の要素で、血流を調節する。リノレン酸は食べ物から摂取しなければならない。あとの脂肪酸は体内で作ることができるが、時間がかかるため、直接食べ物から摂取することが望ましい。

飽和脂肪は動脈壁に脂肪性の沈着物をつけることがある。これはコレステロールと呼ばれ、大部分の生体組織にふつうに見られる成分で、動物性食品や乳製品だけから供給される。コレステロールがたまると血流を阻止してしまうことがあり、これを動脈硬化症と言って、心臓発作、狭心症、脳卒中、その他の循環障害の原因となる。

飽和脂肪の摂取が減ると、コレステロール値は下がる。まだ決定的ではないが、ある程度の証拠があって、多価不飽和脂肪は血中のコレステロールレベルを下げて、動脈硬化をいくらか防ぐらしい。

どれだけ必要か?

ここで、さまざまな食品群がどんな役に立つのか見てみよう。次ページの表はそれぞれの栄養素がどれだけ必要かを示している。ほとんどの場合、右側の欄に示したほかにもたくさんの摂取源がある。また、このリストはいちばん効率よく摂取できるベジタリアン食品を挙げたもので、それがはっきりしない場合や乳製品の場合にはもう一つ挙げてある。

ベジタリアンといってもその食習慣は人によって大きく異なり、必ずしも料理や栄養学の本に載っている理論通りとは限らないが、基本的には二つのタイプがある。ラクト

栄養素の摂取源と１日あたりの推奨摂取量

たんぱく質	65－90g（男性） 55－63g（女性）	酵母エキス
食物繊維	25－30g	ブラン／その他各種
ビタミンA	75μg	ニンジン／スイバ
ビタミンＢ１	0.9－1.4mg	酵母エキス／小麦胚芽
ビタミンＢ２	1.3－1.7mg	酵母エキス
ビタミンＢ３	15－18mg	酵母エキス／ブラン
ビタミンＢ６	2mg	酵母エキス／ブラン
ビタミンＢ 12	1－2μg	卵黄／チェダーチーズ
ビタミンC	30mg	赤トウガラシ
ビタミンD	2.5μg	マーガリン
ビタミンE	11mg	ヘーゼルナッツ／アーモンド
ビタミンK	70－140μg	レタス／大豆
葉酸	200μg	クレソン
ナトリウム	3mg	酵母エキス
カルシウム	500mg	パルメザンチーズ／パセリ
マグネシウム	250mg	ブラン
鉄	10－12mg	ブラン
亜鉛	12mg	ブラン／ブラジルナッツ
銅	2－3mg	生酵母／ブラン
多価不飽和脂肪	推奨レベルなし	大豆油
炭水化物	推奨レベルなし	米

μg＝1グラムの 100 万分の 1、 mg＝1グラムの 1000 分の 1

ベジタリアンは、穀物、野菜、果物、豆類、種子類、ナッツ、乳製品、卵を食べるが、獣肉や魚や鶏肉は食べない。ビーガンまたは完全ベジタリアンと呼ばれる人たちは食生活から動物性食品を完全に除外する。「再生可能食品《リニューアブルフード》」と呼ばれている牛乳、チーズ、卵も彼らは食べない。どちらのタイプのベジタリアンも健康的には問題なく、肉をたくさん食べる人より健康面では良好であることを示した研究がいくつもある。したがって、ベジタリアンの食生活で必要な栄養がすべて摂取できることはまちがいない。

菜食にひそむ問題

非常に多くの研究が、多様な植物性食品を食べていれば、植物性たんぱく質だけで必要なエネルギーや必須アミノ酸をまかなえることを証明している。

もちろん、たった一種類の植物しか食べないベジタリアンなど、まずいないだろうから、エネルギーやアミノ酸が欠乏する心配はない。ベジタリアンの食事はたんぱく質の総量が少なく、また一部の植物性たんぱく質は質が低いため、ベジタリアンはたんぱく質を多めに必要とするものと思われるが、調査ではどちらのタイプのベジタリアンも十分なたんぱく質を摂っていることが証明された。穀物、豆類、種子類、ナッツ、野菜から得られるたんぱく質には適切な取り合わせのアミノ酸が含まれていて、一つで不足してもほかの食品で補うことができる。

とはいえ、アミノ酸の全タイプを同時に摂らなければならないわけではない。アミノ酸は体内のたんぱく質プールで混じり合うのだ。さまざまな植物性食品を一日の間に食べればよいことが、研究によって示されている。

植物性食品には無機鉄（非ヘム鉄）しか含まれていない。これは動物性食品に含まれるヘム鉄より体内への吸収がむずかしい。ベジタリアンの食事は、そうでない食事に比べて鉄分の量は多いのだが吸収効率が低いため、ベジタリアンの鉄貯蔵量は少ない。しかし、これが重要なことなのかどうかははっきりしていない。ベジタリアンと肉を食べる人との間で鉄欠乏性貧血の発病率は変わらないのだ。ベジタリアンがビタミンCを多く摂取することは、鉄の吸収率を向上させている。

植物性食品は一応、ビタミンB12――健康な神経系には必須のビタミン――を含んでいる。これは土壌から植物の表面に付着したものだが、ベジタリアンにとって頼りになる供給源とは言えない。スピルリナ、海草類、テンペ、味噌に含まれるB12は、多くが活性ではなく不活性ビタミンなのだ。乳製品や卵はB12を含んでいるが、調査ではラクトベジタリアンのB12血中濃度が低い形跡があり、栄養士の中には豆乳や栄養イーストや朝食用シリアルなどの強化食品で補充することを推奨する人もいる。ビタミンB12欠乏で問題なのは、症状が何年も経ってから現れることと、加齢とともに吸収効率が落ちることだ。

ビタミンB12の欠乏は貧血の原因となり、ひどい場合は神経疾患を起こす。このビタミンは、牛、羊、山羊など反芻動物の腸内などで起きる細菌発酵の産物だ。主な摂取源は肉とミルクだが、いくらかは発酵食品で補える。

ラクトベジタリアンは、何でも食べる人と同じか、それを上回るカルシウムを摂取している。ビーガンはそれほどのカルシウムを摂取しないが、たんぱく質の総量が少なくアルカリ性食品の多い食生活にはカルシウムを節約する効果があるため、それほど必要としていないらしい。さらに、たんぱく質とナトリウムの両方が少ない食事をしていて体重負荷運動を定期的に行なっている人のカルシウム必要量は、肉を含む食生活で運動不足気味の人より少ないようだ。骨の健康度がカルシウム摂取量に比例しないのは、こうした要因に遺伝的な影響が加わっているためと思われる。

しかし、ビーガンのカルシウム必要量がまだはっきりせず、カルシウムの欠乏はすべての女性に骨粗鬆症の危険を与えるため、栄養学者はビーガンに十分なカルシウム摂取を心がけるよう勧めている。カルシウムは植物性食品の多くからもよく吸収され、ビーガンの食生活にもヒヨコマメをはじめとする豆類などカルシウムが豊富な食品を常に含めれば、適切な量のカルシウムを摂取することができる。

ビタミンDは、シリアルや豆乳などの強化食品を食べないかぎり、どんな食生活からも十分な量は得られない。ビタミンDの状態はもっぱら日光浴に影響され、食物からの摂取は十分に太陽の光を浴びられない場合にだけ重要になる。両手腕と顔に一日五分から一五分間日光を浴びれば、十分なビタミンDが得られる。肌の色が黒い人や赤道から遠く離れた地域に住んでいる人、また曇りがちな土地やスモッグのひどい場所に住んでいる人などはもう少し長い日光浴が必要だろう。それから、一つご注意を。日焼け止めを使うとビタミンDの吸収が阻害される。

太陽がいっぱいのオーストラリアで最近行なわれた調査では、皮肉にも一般住民のビタミンDレベルが低いことが判明した。強力な日焼け止めの宣伝が功を奏しすぎて、オーストラリア人は日光を十分に浴びていないらしい。

食事の内容によっては亜鉛の含有量が少ないものの、ベジタリアンの毛髪や血清や唾液中の亜鉛は正常な範囲内にあることが研究で示されている。栄養士はベジタリアンに、全粒粉のパン、穀物やシリアル、そしてブラン（小麦ふすま）フレークを食べて、十分な亜鉛を摂るよう勧めている。

魚や卵を食べない食生活では、長鎖オメガ3脂肪酸ドコサヘキサエン酸（ＤＨＡ）が不足する。ベジタリアンはこの脂肪酸の血中濃度が低い可能性があるが、異論もある。必須脂肪酸のリノレン酸はＤＨＡに変換できるが、身体にとってこの変換はなかなか大変なことらしい。ＤＨＡが低レベルだとどのような影響があるのか、はっきりとはわかっていない。栄養士は、念のためにリノレン酸の多い食品である豆腐、トウモロコシ、エンドウ豆、胡桃《くるみ》、大豆などを食事に加えることを勧めている。

もちろん、大体においてベジタリアンはわざわざ意識しなくともこのように推奨される食品の大部分を食べている。ただ、食べ物の幅が広ければ、それだけ必要な栄養素をとれる可能性は高くなる。

肉を少々

今日、肉をたくさん食べるのがよいと言う栄養士や研究者はいないが、肉や魚をほんの少し食生活に取り込むことは支持されている。ハーヴァード大学公衆衛生学部による研究では、たっぷりの野菜や果物にほんの少し肉を加えた食生活がいちばん健康的であることが判明した。

これはごく最近ドイツのがん研究センターの研究チームが行なった調査でも裏付けられている。一九七八年から一九九九年まで、一〇歳から七〇歳で肉を食べる量が平均より少ないかまったく食べないという二〇〇〇人近くの人について、食生活を追跡した結果が報告されている。こういう人たちの寿命が一般人よりも「かなり長い」ことがわかったのだ。

調査の対象となったのは、肉も魚も卵も乳製品も食べないビーガン、肉や魚は食べないが卵と乳製品は食べるベジタリアン、そしてときどき肉を食べる人だった。

三つのグループを合わせると、同時期の同じ年齢帯の一般人の死亡一〇〇人に対して平均五九人が死亡した。しかし、肉をまったく食べないのがいちばん健康的な食生活ではないことを、研究者は発見した。ビーガンの死亡一〇〇に対してベジタリアンは六六、ときどき肉を食べる人は六〇だったのだ。センターは、「ここで重要な点は、適切にバランスのとれた食生活である」としているが、結果は肉または乳製品を少し食べる人の方が動物性食品をまったく避ける人よりも長生きすることをはっきり示している。

ラグビー食

現代で究極のタフガイはプロのラグビー選手ではないだろうか。彼らは健康と強さと敏捷さを保つため、常に最大限の努力を惜しまず、専門家に金を払って最高のアドバイスをもらっている。イングランドのトッププレーヤーの一人、フィル・グリーニングがあるインタビューで語ったところによると、ハーリー・ストリートの専門医が彼のために作った基本的な食事のメニューには、サラダ、有機野菜、マグロ、全粒粉のパスタ、ライ麦パンなどが含まれていた。

彼によると、ワールド・チャンピオンとなったイングランドのラグビーチームの全員が食生活のチェックを受けた。禁止された食品のリストに載っていたのは、チョコレート、ポテトチップ、ベーコンサンドイッチなど。ビールもよくないとされた。そういうわけで、試合に勝って祝杯をあげたいときには、白ワインか、ウオッカなどの蒸留酒を飲むのだそうだ。

少々の鶏肉は許されている。豚肉は禁止。卵は白味だけ。各種の豆類と果物をたっぷり。それに全粒粉のパンを勧められている。推奨されている食品はいずれも繊維質が多く、加工品や精製品はわずかで、多くは自然食品だ。

新しい食事に変えて最初の一週間はつらかった、とグリーニングは言う。しかし、今はこれを楽しんでいて、「ふつう」のメニューに戻したいとは思わなくなったそうだ。この食事に変えてから彼の体脂肪率は二〇パーセントから一〇パーセントに落ち、今までにないほど健康を感じているという。

食品ピラミッド

一〇年ほど前、食品ピラミッドというものが食生活の教材として人気を得るようになった。たくさん食べるべきものが底辺に近く、少なめにしておいた方がよいものが頂点に近く書き込まれた単純な図である。しかし、これは慎重にあつかった方がいい。たいへんよく参考にされる食品ピラミッドの一つはアメリカ農務省が出したものだが、これに文句をつける人もいる。農務省の主な目的は農業の振興で、健康の増進ではないという議論もある。また、農務省は政府の機関だから、特殊利益団体の政治的圧力にもさらされている。自分たちの生産物――卵なり、チーズなり、鶏肉なり、何なり――をピラミッドに入れてもらえば需要が大きく増すと考える人たちだ。彼らは「アメリカ人の食事指針」を書く一三人の委員の構成にも熱心に影響力を行使する。ピラミッドの詳細は、法律で五年ごとに改訂されることになっているこの指針から描かれているのだ。

ハーヴァード大学公衆衛生学部は、農務省のピラミッドが推奨する食事について、いくつか問題を提起している。ここ一〇年の研究で食べるべきものについての重要な概念がいくつか変わったというのだ。まず、以前の炭水化物を多く食べるようにという推奨は、あらゆる「脂肪は悪」だという考えに基づいていた。しかし、最近の研究によってすべての脂肪が悪いわけではなく、またすべての炭水化物がよいわけでもないことが明らかになった。現在では、健康的な脂肪――オリーブ油、キャノーラ油、その他の植物油に含まれているもの――があり、ジャガイモなどあまりよくない炭水化物があることがわかっている。

果物や野菜を多く食べるべきだという点については正しいとした。どの研究でも、これは非常によいとされている。しかし、一日に五品目の野菜と果物を目標にすることを医者が命じているとしたのは誤解を招く恐れがあるという。その後の研究で、この数字は一日に九品目に近く、五品目は最低限だということがわかってきている。

「古い」ピラミッドは、一日に二から三品目を「たんぱく質」グループから摂ることが必要だとしていた。このグループには獣肉、家禽肉、魚、乾燥豆、卵、ナッツが含まれている。何から摂るかは問題にしていなかったから、結果的には魚とベーコンは同じくらい健康によいと言っていることになる。これはもう広く受け容れられる考え方ではない。また、乳製品も推奨しすぎていた。

そこで、このピラミッドに表わされている政府の古臭い提言を心配し、次の改訂版が農業団体の圧力を逃れるという確信が持てなかったハーヴァードの健康および栄養の専門家たちは、二〇〇一年に独自の、「古い」ピラミッドの欠点を修正したという「健康的な食べ方ピラミッド」を発表した。彼らによると、これは食生活と健康に関する、入手できるかぎり最善の証拠に基づいている。

彼らはピラミッドの基礎には毎日の運動と体重調節がなくてはならないとする。この関連する二つの要素が健康でいられる確率に大きな影響を与えるからだ。一つ上のレベルには全粒粉の食品と植物油がある。全粒粉のパンや玄米、オートミールなどの全粒粉食品はほとんどの食事で食べることが推奨される。エネルギーとなる炭水化物のいちばんよい摂取源なのだ。白小麦粉のような精製食品よりも消化に時間がかかり、したがって血糖値の急激な上昇や下降がなく、しかも満腹感が長く続く。

ハーヴァードの科学者は、ピラミッドの底辺に脂肪を置くことについて、これは従来の通念とは矛盾するが、最新の研究成果を反映したもので、しかも食習慣に沿っているのだと言っている。平均的な西洋人は一日に摂取するカロリーの約三分の一を脂肪から摂っているのだ。このピラミッドのミソはこれが植物油だという点にある。健康的な不飽和脂肪は、オリーブ、キャノーラ、大豆、トウモロコシ、ヒマワリ、ピーナッツ、その他各種の植物油からとれるが、そのほかにサケなど脂肪の多い魚からも得られる――ここに初めて動物性食品が登場する。これら健康的な脂肪はコレステロール値を改善し、心拍を安定させる助けになる。

次のレベルは、「ふんだんに食べる」ことが推奨される野菜と、一日二、三回食べることを期待される果物で構成されている。

その次――下から四番目――のレベルは、ナッツと豆類（ほぼ全種類）を一日最高三回食べるよう呼びかけている。これらはたんぱく質、繊維、ビタミン、そしてミネラルの申し分のない摂取源だ。

下から五番目のレベルは、たんぱく質をしっかり摂れる動物性食品――魚、家禽肉、卵――である。特に魚は心疾患の危険を減少させるのに役立ち、卵は以前に考えられていたような悪玉ではないとされている。コレステロール値は高いが、たとえば精製小麦粉のベーグルよりもはるかに優秀な朝食になるというのだ。

毎日のカルシウムも必要で、これは乳製品から摂ることができる。しかし、ハーヴァードの専門家はこの方法で摂る必要はないと強調する。カルシウムのサプリメントで十分だと言うのだ。牛乳とチーズは特に多くの飽和脂肪を含んでいるから、低脂肪の代用品を探した方がよいらしい。

ピラミッドの頂点にはハーヴァードが「控えめ」に食べるべきだという食品群が載っている。獣肉やバターが入っているのは、飽和脂肪を多く含んでいるためだ。ちょっとびっくりさせられるのは、白米、精白パン、ジャガイモ、パスタが「控えめ」のラベルを貼られてピラミッドのてっぺんに載っていることだ。これは、こうした食品が血糖値を「猛烈」に上昇させ、体重増加、糖尿病、心疾患、その他の慢性病につながりかねないからである。

ハーヴァードのグループはまた、健康的な食生活の代わりにはならないと強調しながら、毎日マルチビタミンのサプリメントを念のためにのむことを勧めている。そのほか、一日に一杯の酒が心疾患の危険を減らすことを示す研究がたくさんあることを指摘して、ほどほどのアルコールも推奨されている。

もちろん、ベジタリアン食品だけのピラミッドもあって、非常に健康的な食生活に必要な栄養素をすべて網羅しているという触れ込みだ。しかし、ほんの少しの魚と、それよりまだ少ない肉を含めるのがいちばん健康的な食生活だという結論は避けにくい。そうでなければ、総合的な食品ピラミッドに魚や肉が入るはずがないのだ。

汚染と安全性

食品について最近話題になることが増えている問題がもう一つある――汚染と食品の安全性だ。ＷＨＯによると、多くの国において、微生物が原因の安全性でいちばん多く問題になる食品は肉だという。これは、ヨーロッパにおけるＢＳＥやサルモネラ菌による食中毒を代表とする食品への脅威の数々が示しているように、途上国だけの問題ではない。

肉が危険品リストのトップを飾る大きな理由は二つ。第一に、生肉は細菌が繁殖するのに理想的な媒体だ。栄養が豊富で、水分とほどよい酸性度がある。

第二に、動物そのものが肉に付着した細菌や寄生虫の原因となる可能性がある。健康な動物も皮膚や腸にたくさんの微生物を持っていて、その中には病原性大腸菌、サルモネラ菌、カンピロバクター菌などがある。こういう細菌は主に動物の体内にいるのだが、糞便を介して皮膚にも付着する。寄生虫は動物の体内のあらゆる場所で見つかる。

こうしたバクテリアや寄生虫が肉に付く危険を最小限に抑えるため、食肉処理は衛生的な状態で行なわなければならない。肉の断面は、直接的にはもちろん、処理する人の手や衣服、またはハエなどの害虫を介した間接的なかたちでも、皮や内臓と接触させてはならない。

肉は火を通すと安全になる可能性が高い。最近相次いだ病原性大腸菌による被害は、挽肉を十分加熱しなかったことに関係がある。しかし、黄色ブドウ球菌のように耐熱性があり、通常の調理による加熱では死なない細菌もあるので、ベジタリアンでない人は気をつけた方がよい。

ハムなどの加熱調理済みの冷肉も危険がある。どんな添加物に汚染されているかわからず、ことによると加熱で死んだ細菌に劣らない毒性があるかもしれない。

卵は昔からサルモネラ菌との関係を言われてきた。鶏の糞との接触によって殻の外側が汚染されるが、ふつうは殻の内側へはおよばない。ただ、高温多湿の状態では汚染が殻の内側へ浸透する可能性がある。健康な動物から衛生的に搾った乳は、細菌汚染のレベルが非常に低い。

ニワトリには最近疑いの目が向けられている。平均的なアメリカ人は現在一年に二〇キログラム以上の鶏肉を食べている。二〇年前の約二倍だ。その当時、ニワトリは低脂肪で健康によいというので、消費者は定番だった牛肉を離れてニワトリに惹きつけられた。養鶏場の技術が向上して価格が下がったのも魅力だった。アメリカの鶏肉は現在、二昔前の三分の一ほどの値段になっている。

最近の報告書によると、アメリカでは汚染されたニワトリによって死亡する人が一年に少なくとも一〇〇〇人以上にのぼり、これ以外に最高で八〇〇〇万人を病気にしているという。これはニワトリを扱うことがたいへん危険になっているためで（『タイム』誌は生の鶏肉を「アメリカの家庭で最も危険な品目の一つ」と呼んだ）、政府の役人でさえ家禽は命にかかわる細菌だらけだと考えて取り扱うべきだと言っている。この報告書は五五の研究をまとめていて、ニワトリの約三〇パーセントはサルモネラ菌に、六二パーセントはその仲間であるカンピロバクター菌に汚染されていることを発見している。食肉の安全性確保の責任を負っている政府機関であるアメリカ農務省によれば、これら二つの病原菌は、肉の摂取による病気の八〇パーセント、死亡の七五パーセントの原因になっている。

魚も問題となることが増えている。世界中の水に流される工業廃棄物、生活排水や下水、農薬などの集積所になりかねないのだ。専門家に言わせると、一般的に水に何か問題があれば、そこに棲む魚にも問題がある可能性が高い。

ＰＣＢを考えてみよう。一時は工業用に広く使われた人工的に合成された液体で、一九七六年に発がん性物質として非合法化された。アメリカの消費者同盟が半年にわたって行なった調査で判明したのは、人間の食べ物の中のＰＣＢは圧倒的に魚が原因となっていることだった。ＰＣＢは環境の中に長く残されている間に組成が変わり、少しずつ毒性が強くなる。そして、この毒性の強くなったＰＣＢが魚の体内に見つかりやすい。ＰＣＢは体内組織に蓄積される。今日口に入ったＰＣＢは何十年も体内にとどまるのだ。分析した八種類の魚について、消費者同盟は鮭の四三パーセント（しかも養殖魚は濃度が高かった）、メカジキの二五パーセント、コクチマスの五〇パーセントにＰＣＢを検出している。

海洋生物の体内で濃縮される汚染物質には、このほか水銀（脳や神経系を損傷する）、鉛（子供の行動発達を妨げる）、農薬などがある。水銀は特に懸念される毒物で、何らかの理由から、メカジキ、サメ、ヨコシマサワラに高濃度で見つかる。油の多い魚は特に毒を体内で濃縮しているらしい。魚介類はまた、自然に発生する毒を持っていることがある。これらの毒は見た目や臭いから察知することはできず、調理によっても破壊されない。

消費者同盟の調査では、ニューヨークとシカゴの魚市場で検査した魚の半分近くが、人間または動物の糞便によって汚染されていることも明らかにされている。

しかし、よい知らせも少しはある。貝類、スズキ、フエダイ、ニシン、イワシは、毒が少ないことに加えてＤＨＡが多いのだ。

植物性食品にも、肉より少ないものの、汚染はある。汚水に触れたり、下水で汚染された水に触れた場合だ。

八〇：二〇の実践ルール

先日、夕食のテーブルで、がんを予防する食べ物について話していたとき、わたしたちがベジタリアンに興味を持つきっかけとなった息子のジャレドが憤慨して言った。「何が体によくて、何が悪いなんて話はもううんざりだよ。ぼくは食べたいものを食べるんだ！」

たしかに一理ある。食べているものが体にいいか悪いか心配しながら一生を送るのは、空しい人生だろう。そこまで言わなくとも、まちがいなく退屈だ。

食べ物に対する、この少々つまらない考え方は、論文で読む研究の多くはその質に問題があることからしても役に立つとは考えにくい。最近、英国のＢＢＣの報道の中で、ある専門家がこう言っていた。「ある種の食品を食べるとがんが治るといったことを示す研究はまちがいなくトップニュースになりますが、根拠はほとんどないことが多いのです。こうした研究は食品そのものではなく、その中のある成分だけを使った実験に基づいていることがあります。しばしば人間ではなくてラットを対象にしています。そして証明もされていない先へ当てはめてしまいます。食品の成分が試験管の中で、人間の細胞とどのように反応するか見ただけの実験もありますね」。

ＢＢＣは英国がん研究キャンペーンの科学情報部長レスリー・ウォーカー博士の、根拠のない研究があまりにも多くトップニュースになっているという言葉を紹介した。「新聞が食べるようにというものを全部食べていたら、わたしたちの食生活は相当おかしなものになります」。彼女によると、研究者が果物や野菜の中に抗がん性を見つけることには「無限の可能性」がある。大部分の果物や野菜は、試験管の中でがん細胞を負かす物質を含んでいるのだそうだ。

「でも、もっと重要なのは、それが実際の人々にどう関係するかということです」と彼女は言う。わたしの意見は、「そんなことはどうでもいい」だ。単に、たっぷりと野菜や果物を食べようではないか。

だから、何を食べるか、大まかな方針を決めて、後は心配しないことだ。ラグビー選手にアドバイスを与えているハーリー・ストリートの栄養士も言っている。「食生活の八〇パーセントがきちんとしていれば、残りは心配無用です」。

第6章　動物の苦痛と倫理的な生き方

ブルターニュの〝ステップフォードな〟暮らし

フランス、ブルターニュ地方の牧歌的な風景には目を見張るものがある。海岸線は絶景だ。大西洋の荒波がごつごつと岩だらけの磯に打ち寄せる。田園地帯は緑にあふれて魅力的だ。景色は大部分が人間にちょうどよい大きさで、曲がりくねった道からの見晴らしは、あちらの丘まで歩いたら最高に気持ちがよいだろうと思わせる。田舎道は走りやすい。交通渋滞は皆無だ。道ばたはきちんと手入れが行き届いている。たまに牧草地でのんびりと草を食《は》む、見るからに健康そうな動物がいる。

ポンティヴィ、サンブリュー、ランデルノーといった町々や村はほとんどがエレガントで住みやすそうだ。駐車場は簡単に見つかるから、車がほとんど通らない商店街をぶらぶらするのも楽しい。店には上品な洋服があふれている。並んでいる商品はほとんどが手頃な値段だ。行き交う人々はのんびりとして、人なつこく、ちょっと遠慮がちに見える。みんなきちんとした服装で、暮らし向きは悪くないのだろう。少なくとも貧乏しているとは思えない。バーやカフェやレストランは居心地がよく、愛想がいい。ただ、ベジタリアン用のメニューはとても少なく、どんな料理にも、この地方の名物料理であるクレープにさえも、ベーコンがついてくる。

どこも清潔だ。空気もおいしい。町や村の中にも外にもゴミは見あたらない。歩道も汚れていない。道路につばを吐く人はいないし、落書きもほとんどない。

現代社会の脅威がほとんど感じられない場所なのだ。

ここは地上の楽園にいちばん近い場所なのだろうか。ブルターニュの人々は快適な暮らしができる社会の作り方を発見したのだろうか。

もしかしたら、そうかもしれない。

この現代のユートピアには困ったことが二つある。ちょうど、穏やかな町の平和は妻たちを次々とアンドロイドに変えることで保たれていたという、アイラ・レヴィンの有名なSF小説『ステップフォードの妻たち』(邦訳、ハヤカワ文庫)とよく似ている。

しばらく滞在すると、とても退屈になる。この生活には緊張感がない。スリルが感じられない。人々はのんびりしているというより眠たげだ。それでも、ブルターニュ人がこれをおかしいと思わないのなら、こちらはそれを受け容れるしかない。実際、彼らは退屈さを問題だと感じていないのかもしれない。もしかして、天国の楽園も退屈なのか。

二つ目の問題はそう簡単に見過ごすことができない。ブルターニュのユートピアは工場式農業を土台としているのだ。

何百年も前から、ブルターニュの農家は母屋に隣接するロンジェールを持っていた。この細長い建物は家畜用で、厳しい天候から動物を守り、冬には家の中を暖める助けになった。現在これらの建物に動物はいない。ブルターニュ各地のロンジェールは観光客用の宿泊施設に改装されてしまったのだ。

このロンジェールの伝統が、どうやら「すべてを簡単に」という方向に向かって、工場式農業にたどり着いたらしい。一度これがわかってしまうと、ブルターニュの田園地帯の至るところに現代版ロンジェールが見えるようになる。たいていは生け垣や木立に半分隠れた細長いトタン屋根の建物で、一方の端に飼料の貯蔵タンクがあり、換気用の煙突が等間隔で屋根に並んでいる。また、この地方で栽培されている作物が圧倒的にトウモロコシであることも合点がいく。農地全体の半分ほどで青々としたトウモロコシが芽を出している。しかし、レストランのメニューにトウモロコシの料理はない。八百屋や市場でもトウモロコシは売っていない。小屋の中の家畜用なのだ。

ある日、ポンティヴィ近くの静かな田舎道を走っていたときに、わたしたちはそういう動物小屋に近づこうとしてみた。個人の所有地には立ち入らないように気をつけ、過激な動物愛護運動家のような顔をして向かったのだが、前方の動物小屋の内部や周囲に環境上の危険が潜んでいるという警告の看板が次々と現れて、退散を余儀なくされてしまった。

家に帰ってから少し調べてみると、ブルターニュはフランスの肉屋ともいうべき地方で、フランス産食肉の半分近くを供給していることがわかった。

退屈なユートピアはこうやって作られているのだ。環境に危険のある薄暗い小屋で家畜を飼い、肥沃な土地の豊富な収穫を食べさせる。臆病な人たちに代わってその家畜を殺すと、そういう人たちには社会の汚い仕事をしてもらった代償として、たんまり支払われる。その金が地方全体にばらまかれる。工場式農場の看板は畑の向こうや生け垣の陰に隠して、自然の豊かな田園地帯と上品な町を作り上げるのだ。

しかし、もしかすると動物を残酷にあつかって金儲けをしているという知識がブルターニュ人の集団的意識の表面下にあって、そのために人々に活気がなく、社会が退屈なのかもしれない。強制給餌や暗闇や屠畜の緊迫感は、現実的にも比喩的にも閉じた扉の向こう側なのだ。

動物に権利はあるか?

人間が動物をどのようにあつかうべきかという議論には長い歴史がある。西洋文明の代表的な哲学者の多くは、なぜ地上に動物がいるのか、われわれと動物はどのような関係にあるべきか、動物には権利を与えるべきか、思索をめぐらせてきた。ちなみに、ブルターニュ人はその中にはっきりとは登場していない。

動物に敵対する陣営にはアリストテレス、デカルト、カントといった巨人がずらりと並ぶ。討論の反対側では、ヒューム、ベンサム、そして最近ではピーター・シンガーなどが、それぞれの度合いで動物への同情を示してきた。

さまざまな色合いのいちばん端には、動物に権利があると主張する人々がいて、中には実力行使におよぶ者もいる。ここまで極端な議論を展開する一流の哲学者にはお目にかかったことがない。トム・リーガンによる、非常に不明瞭だが労作とおぼしい『動物の権利擁護 *The Case For Animal Rights*』という本をざっと読んでみた。

動物に権利があるという主張には異論が多い。ほとんどの人は権利という概念について、他人や制度に対して何かを請求する能力とか、意識的な選択をすること、理性と合理性を持っていること、または相互的な関係を持つ能力などと見ている。これに基づくと、動物に権利はなさそうだ。残酷で非人道的な扱いをしたと言って王立動物虐待防止協会が代理で訴えたことはあるものの、犬が飼い主を訴えるという段階にはまだ達していない。しかし、権利という概念を今述べたように単純に捉えるなら、赤ん坊や胎児、重度の知的障害者にも権利がないことになってしまう。

しかし、動物を尊敬すべきだというベジタリアンの議論の肝《きも》は、状況次第では食べることを選ぶかもしれない動物に権利があるかどうかという点にはない。思いやりなのだ。ベジタリアンは、どんな思いやりもその動物のためになり、ひいては人間のためにもなると信じている。動物への思いやりがもっと広まれば、社会のためにもなるだろう。

驚くほどのことではないが、この立場をとったのは現代のベジタリアンが最初ではない。嬉しい話ではないと思うが、ベビーブーマー――第二次世界大戦後に生まれて、現在社会の中心にいる人たち――に独創的な考えを持つ人はほとんどいない。一八世紀から一九世紀にかけて活躍したイギリスの倫理哲学者ベンサムは、動物の権利についての問題を、筋違いだと一蹴した。「問題は『知性があるか』でも『話ができるか』でもない。『苦しむのか』なのだ」。

これは単純な質問に聞こえるし、答も、とどのつまりは単純だ。しかし、この質問と答の間には大きな距離がある。

人間の苦しみの多くは、あるできごとを予期することにある。菜食主義についての議論では、このできごとは死を指す。まもなく命を絶ち切られると知ることは、大部分の人間に大きな心痛を与える。しかし、ほぼすべての社会では、動物は心痛を感じないとされている。科学的に言える範囲では、動物に死の予感はない。

実のところ、動物には未来という概念がないと言ってしまいたくなる。しかし、実験や経験で示されているところによると、犬には一定のできごとを、これから起きることや起きそうなことと少なくとも関連づける能力がある。これを条件付けと呼ぶ人もいる。

わが家ではオーストラリアン・キャトルドッグを飼っていたことがある。散歩の好きな犬だった――もっとも、散歩が嫌いな犬などいないだろうが。鎖につないで散歩に行くのだが、その鎖は台所の引き出しにしまってある。ジャラジャラと鎖の音が聞こえると、うちの犬は散歩を予想して大変に興奮した。

ソ連の行動科学者イゴール・パヴロフは、一九三〇年代に行なった有名な実験によってこれを証明した。ベルを鳴らすと餌を期待して唾液を流すよう、犬を条件付けたのである。

身近にペットを飼っている人なら同じような経験があるだろう。したがって、問題は一部の動物が何かできごとを予期できるかどうかではなく、どの程度はっきりと、どれくらい先まで予期できるかという点だ。そして、動物は自分に直接の体験がない、見たことのない――死のような――できごとを予期できるのか。その能力は非常に限られているとわれわれは考えている。しかし、はっきりしたことはわからない。

動物が今現在のできごとに苦しむ能力を持っているのは言うまでもないことに思える。動物は、痛みや苦しみを感じる。うちのキャトルドッグは、わたしが新聞紙を筒に丸めて飛びかかるようなそぶりを見せれば身をすくませた。足の裏に刺さったトゲに触れたときには、痛みに悲鳴を上げ、足を引っ込めようとするのも見た。

今までに飼った何匹かの犬で経験したり観察したことを同じような高等動物である牛や豚に当てはめるのには何の問題も感じない。牛や豚については犬ほどよく知らないので、そういう動物が苦しんでいるときにどんな反応を見せるのかはわからないが。

しかし、ここで感傷的になって、この議論を「わあ、ひどいじゃない、可愛い動物を殺すなんて」といったたぐいの話に落としてしまうのは、誠実ではないだろう。擬人化するのも同じように不誠実だと思う。動物の行動や感情を人間のそれになぞらえることには科学の支持が得られないのだ。

もちろん、感傷的な理由からベジタリアンになるのがまちがいというわけではない。ただ、科学の観点からの支持はもらえない。

そうは言うものの、処理場で牛が恐怖を示すという生々しい描写がいくつもある。牛が仲間の後に続いて電気ショックの待ち受ける滑り台を降りない理由は、恐怖以外にも考えられるだろうが、どうしてもこじつけ臭くなる。やはり牛は、目前の死を察してかどうかはわからないが、未知のものを怖がっていると考えるのが自然だろう。

あるとき、わたしはオーストラリア南部のヴィクトリアで、海に面した牧草地を散歩していた。風の強い日で、海は荒れて騒々しかった。わたしはたまたま、向こうを向いている牛に風下側から近づいていった。追いついたとき、何か邪魔をしているような気がして、わたしは「こんにちは」と挨拶した。こちらに背中を向けていた牛は、本当に前へ一メートル近く跳んだ。明らかにびっくりしたのだ。このおとなしい動物が明確に心痛を感じた瞬間だった。

最近買った古本にこんな手紙が挟まっていた。「ウエスト・サマセット・フリー」と名前だけわかる新聞の編集長に宛てた投書で、一九七六年四月一六日付である。

おびえた動物がいても、動物はそういうことを感じないものだと言って誰もが見過ごすのは残念なことであります。人間は顔面に十分な表情筋を与えられておりますが、それでもストレスを受けると多くの人が恐怖のそぶりを見せまいとします。動物によってはわれわれと同じ表現力を持つものがあり、持たないものもいるわけですが、そういう動物さえ少数の人間には見て取れるそぶりを見せます。

以前、乗馬による狩をしていた頃のことです。ある日小川のそばで待ちながら地元の人と話をしていて、山の方で猟犬が走り回っているのを聞いておりました。そのとき不意に、疲れ切った牝鹿が藪の中から現れ、小生は一瞬にしてその疲労と苦痛の状態に気づきました。鹿はとことことそばを通り過ぎ、流れの中で寝そべりましたが、歩きながら子供のように小声で泣いていたのです。

一緒にいた男はこれにびっくり仰天して、「苦しそうな顔をして、泣いてたな」つぶやくのが精一杯でした。細やかな感覚に気づく人物だったのです。

リチャード・O・ホール

ソールズベリー市サットン・マンデヴィル、マイルズ・コテージ

動物と触れあった経験のある人は、たいてい動物との関係を思い起こすことができるし、どう見ても動物に「感情」があり、苦しんでいたという場面を記憶していることだろう。

第7章　研究が古い通念をくつがえす

ごく最近、マクドナルド、バーガーキング、ケンタッキー・フライドチキンなど、いくつかのファストフード会社がスポンサーとなって、動物に関するわれわれの理解を深める興味深い調査がいろいろ行なわれた。動物の感情、知能、行動を探ったのである。そこでの発見は動物に対するわれわれの認識を変化させはじめている。彼らはこれまで考えられてきたよりもずっとわれわれに近いのだ。

ヒトゲノム――われわれの基本的な遺伝物質――と、チンパンジーのゲノムを解析した結果、この二つが非常に近いことがわかった。あまりに近いので、高名な全米科学アカデミーでさえ、今まで人間だけとされてきた「ホモ」属にチンパンジーを入れるべきではないかという記事を掲載している。ゲノム計画ではまた、チンパンジーの遺伝子構造が、ゴリラなど他の霊長類よりもわれわれに近いことが示された。

研究から、動物が痛みを感じ、苦しみ、ストレスや愛情や興奮を経験することがわかってきている。

豚はアメリカのパーデュー大学で詳細に研究され、愛情を強く求める動物で、ひとりぼっちにされたり仲間と触れあう時間がないと簡単にうつ状態になってしまうことが明らかにされた。人間と同じで、知能や身体に対する刺激がないと健康状態が悪化し、病気が増える。ＥＵは豚の「非人道的」扱いに終止符を打つことを決め、二〇一二年以降は豚を一頭ずつの仕切に入れるのを違法とする法律を制定した。

ニワトリについての実験では、ケージに入れられているより歩き回るのを好むことが証明された。実験環境では、ボタンを押すとケージの扉が開くようになっていたが、ニワトリは絶えずくちばしでボタンを押してケージから広場に出て行ったのだ。同時に行なわれた別の実験では、ニワトリがケージの中よりも覆いのある巣で卵を生むのを好むことが判明している。二〇一二年までに豚の個別ケージを違法とした同じ法律は、ニワトリも解放することになっている。

事実上すべての動物が遊ぶことも——特に小さいときには——今ではわかっている。子犬や子猫、ライオンの赤ちゃんなどがじゃれる仕草を見たことのある人なら、彼らが遊ぶことを認めざるを得ないだろう。最近の研究では、ラットが遊んでいるときに脳内で大量のドーパミンが放出されていることが証明された。人間では快楽と興奮に関係する脳内物質である。

こうした最近の研究成果は、動物は本能だけに反応し、一見学習された行動のように見えるものも実はあらかじめ組み込まれているのだという、古来の通念をくつがえす。現在では、ガチョウからラットまで種々さまざまな動物が、学習したことを子孫に伝え、また学習のほとんどが試行錯誤に基づくことがわかっているのだ。

動物に対する新しい理解と、たぶん社会全体の思いやりを重視する傾向もあって、法曹界に動物の権利への関心が広がっている。法律の世界が興味を示すのは、常にその問題が脚光を浴びる兆候だ。アメリカではハーヴァード大学のほかに二五の大学で動物の権利に関する法律の講座が開設されている。ドイツは最近、憲法で動物の権利を保証した世界初の国になった。

倫理論争

大体において、思いやりというのは感情的な反応だろうと思っていたが、現代の哲学者ピーター・シンガーが倫理的な暮らしについて書いたものを読んで考えが変わった。倫理的な生き方をすることは社会のためにも、個人の心理的満足感のためにも重要なことだと彼に教えられた。

プリンストン大学で哲学の教授を務めるシンガーは、活動的だが非暴力主義的な動物解放運動家でもあり、われわれの動物に対する倫理的立場がどうあるべきか、多数の著作をものしている。彼はすべての動物は平等で、人間の平等についての原則は、動物に対しても同じ配慮を求めていると主張する。

動物解放運動家は、社会の主流では評判が悪い。一つには一部の、どうやらほんの少数が目的達成のために暴力的な手段を選んだためである。シンガーを同類だと考えて腹を立てている人たちが彼の議論に耳を傾けず、無視を決め込むのはまちがいだ。シンガーははっきりと非暴力主義を標榜し、マハートマ・ガンディーやマーティン・ルーサー・キングを挙げて、ときには反対者の側による暴力も含めた過激な挑発にあっても貫いた、非暴力と勇気と固い決意を見習うべきだと言っている。

シンガーは、人間による人間以外の動物に対する横暴が行なわれていると言う。過去から現在まで、動物に与えてきた痛みと苦しみは、何世紀にもわたって白人が黒人に対する横暴で与えたもの以外に比較の対象がないという。シンガーはこれが無謀な誇張に聞こえるかもしれないと認め、それでも何年もの研究を重ねてきて、これが正確なところだと確信している。

動物のあつかい方として何が許容されるのかという概念の形成には宗教が中心的な役割を果たしてきた。西洋諸国ではこれは聖書を意味する。そして、聖書には肉を食べることは差し支えないと書いてある。実際、シンガーも指摘しているとおり、キリスト教は肉食を認めているだけでなく、全体的に動物の幸福をまったく無視してきたのだ。

旧約聖書では、特に創世記の人間の創造と発展の物語で、人間は「海の魚、空の鳥、地の獣、地を這うものすべて」を支配すると言っている。

エデンの園ではアダムとエバは植物や草や果物だけを食べていた。しかし、シンガーが神は明らかに女性と動物のせいにしていると指摘する「人間の堕落」と、ベジタリアンの聖域だったエデンからの追放以後、動物を殺すことが許された。奨励さえされていて、神に肉を捧げることが敬意を表する方法と見られている。蛇とエバがわれわれ子孫すべてを罪と邪悪に陥れた悪事をたくらむ前には、すべての動物が平和と調和のもとで生きていた、と聖書には暗示されている。だから、動物を無視して残酷にあつかうのがふつうになったのは、人間自身が神の恩寵から堕落した後なのかもしれない。エデンを追い出されたのは罪人で、罪人というのは嫌らしいことをするものなのだ。

悲しいことに、教会の教えによるとわれわれは罪人で、生きている間にはエデンのような状態に戻ることはかなわない。教会には悪魔という便利なスケープゴートもある。嫌らしい行為はすべて、「悪魔がやらせた」と言えば片付けられるのだ。

イエスの教えに、動物に対する憐れみという感覚はない。キリスト教の中心人物ということから考えても、正しいことをすると期待されるのだが、あるくだりでは悪魔を追い出すために二〇〇〇匹の豚を湖に飛び込ませている。シンガーの言い分では、イエス自身が十分に悪魔を追い出せるのだから、これはまちがいなく不必要なことだった。

聖アウグスティヌスは、この話のイエスについて書いた中で、動物を殺したり植物を枯らしたりすることを慎むのは迷信の極みだと言っている。人間と獣や樹木との間に共通の権利はないと判断して、イエスは悪魔を豚の群れに送り込み、実のなっていなかった木を呪って枯らしたというのだ。これに関するシンガーのコメントは、「豚は絶対に罪を犯していないし、木も同じだ」。

キリスト教神学をくまなく探しても、動物やその正しいあつかい方についてはほんの少ししか触れられていない。

聖トマス・アクィナスは、すべてのキリスト教神学を哲学と等しくさせ、その後に続くカトリックの教義の論調を定めて議論を支配した著作『神学大全』(邦訳、創文社)の中で、動物が植物を食べ、人間が動物を食べるのは罪ではないと論じて、食物連鎖にお墨付きを与えている。そして、少なくともわれわれが聞かされているかぎり、すべての動物にやさしく寛大だったという態度にもかかわらず、彼は神の目から見て動物に慈悲深くする必要があるとは論じなかった。動物は人間と同じような理性を持つものではなく、したがって「美徳」を持っていない。また、われわれも動物と仲間意識を持たないというのだ。

ある一節で彼はこう言う。

人が動物にどのような態度をとるかは問題ではない。神はすべてのものを人間の支配下に置かれたからである。そして、アリストテレスが神は牛に何の配慮もされないと言ったのはこの意味である。神は人間が牛やその他の動物に何をするか、お訊ねにならない。

しかし、トマス・アクィナスは動物が苦痛を感じること、またそのために人間の憐れみを必要としていることは認めている。そして、人々に動物への愛情を感じるよう勧めるのは、それによって同胞を憐れむことが促されるためだと締めくくっている。

これが過去五〇〇年ほどカトリック教会がとってきた立場である。ピーター・シンガーは次のようなカトリックの文言を紹介している（V・J・バーク『倫理学』）。

自然の秩序において、不完全なものは完全なもののために存在し、理性のないものは理性のあるものに奉仕する。理性のある動物として、人間はこの自然の秩序において自分より下にあるものを適切な目的のために使うことを許されている。人間は生命と体力を維持するために植物と動物を食べる必要がある。植物や動物を食べるには、それを殺さなくてはならない。したがって、殺すこと自体は不道徳でも不正でもない。

教皇が語る

カトリック教会が肉食の持つ環境や思いやりの問題をようやく認識したのは一九八八年のことだった。教皇ヨハネ・パウロ二世が回勅で次のように言ったのだ。

創造主が人間に与えられた支配力は絶対権力ではなく、また人間には「利用・乱用」する自由があるとか、ものを気の向くままに始末できるなどと言うべきではない……。自然界について言えば、われわれは生物学的な法則のみならず、道徳的な法則にも従うものであり、それを犯せば罰は免れない。

アッシジの聖フランチェスコは動物への思いやりを示し、かつ論じた唯一の高名なクリスチャンだ。彼の動物に対する思いやりはたくさんの物語に残っており、小鳥に説教したという有名な話は何百年にもわたって人気がある。

もちろん、自然淘汰による進化を信じているならば、科学者のスティーヴン・シヴィが指摘した疑問がわくだろう。「感情というものが、まったく突然に人間に現れたなどと、どうして信じられるのか」。

同じように、進化を信じるならば、神が人間に支配力を与えたなどという考えは意味がないだろう。

クッツェーが応える

聖フランチェスコは現代のJ・M・クッツェーの支持を受けている。高名なノーベル賞作家のクッツェーは、一九九九年に『動物のいのち』（邦訳、大月書店）という小説の中でこの議論に新しい次元を導入していて、わたしはそれに共感した。クッツェーほどの人物が、何でも単純に説明できるものではなく、文句を言わずにやらなければならないこともあるのだと言ってくれると、自信のない人々は自分はまちがっていないと感じることができる。

クッツェーはその小説の中で、七〇歳のオーストラリア人作家エリザベス・コステロを通じて議論を展開する。彼女を教養豊かな理論的哲学者と、頭脳明晰で気むずかしい義理の娘に対峙させるのだ。

クッツェーのこの小説で変わっているのは、註が付いていることで、アリストテレス、リーガン、シンガー、その他あまり知られていない著述家の、それぞれ特定の作品が参照されている。クッツェーは、たくさんの作家がやってきたように、フィクションを使って本物の議論を展開しているのだが、実際の参考文献を挙げることによって論点を強調しているのだ。

クッツェーの議論でいちばんショッキングなのは、本人も認めているとおり、われわれの動物に対するあつかいをホロコーストになぞらえている点だ。わたしには彼よりもうまくその議論を書けないので、長い引用を許してほしい。

率直に言わせて下さい。私たちは堕落と残酷と殺戮の企てに取り囲まれていて、それは第三帝国がおこなったあらゆる行為に匹敵するものです。実際、私たちの行為は、終わりがなく、自己再生的で、ウサギを、ネズミを、家禽を、家畜を、殺すために絶え間なくこの世に送り込んでいるという点で、第三帝国の行為も顔色なしといったものなのです。

小さな違いを言いたて、そのような類似性はない、トレブリンカがいわば死と絶滅にのみ専心した形而上学的な企てであったのにたいし、食肉産業は最終的には生きるためのものだ（いったん犠牲となる生き物が死ぬと……）などと言ってみたところで、殺された側にはほとんど慰めになりません。趣味の悪い言い方で申し訳ありませんが、トレブリンカで殺された人たちに、あなたがたの体の脂肪は石鹸を作るのに、髪の毛はマットレスの詰め物にするのに必要だったのだから、殺した相手を許してやってくれと言っているのと同じです。（『動物のいのち』大月書店、森祐希子訳、以下同様）

個人的に、わたしはこの比較には少し無理があると思う。クッツェーを読んだ後、間接的にせよ自分の目で見て、独自の判断をしたいと思い、わたしはロンドンの帝国戦争博物館へホロコーストの展示を見に行った。それからすると、ホロコーストの方がはるかにひどかったと思う。故意による残虐さと邪悪さは、世界中で行なわれている食肉用動物の殺戮では行なわれていないと思われるのだ。もちろん、それでもクッツェーの主張する、犠牲者にとってそれは大した違いではないという点はそのとおりだ。この議論は、たしかに人を突然立ち止まらせて反省させる。

クッツェーははっきりと距離をおいて、哲学者の議論をたどらないようにしている。彼の議論の核心は、われわれの判断における「理性」の重要性を問うことにある。

「理性とは宇宙の本質ではなく、たんに人間の脳の本質かもしれない」と彼は言う。代弁者であるコステロの講演を通して、彼は理性が人間の思考のある限定された領域の本質にすぎないのではないか、そして自分は議論の中で理性の要求に屈してはならないと主張する。

「理性というのはとんでもないトートロジーにすぎないからです。もちろん、理性は理性を宇宙第一の原理として承認するでしょう。そうする以外に何ができるというのでしょう?」

子供が何かを「別に理由はないけど」やりたがらない——つまり理由を挙げられない——場合、わたしが延々とそれをやりたくない理由を説明できたとして、子供はわたしよりも正当性に劣るのだろうか。

クッツェーは世界的な戦いにおいて動物が敗者であるという図を描いてみせる。

昔は、人間が理性に従ってあげた声に、ライオンの唸り声や牡牛のなき声が立ち向かいました。人間はライオンや牡牛に戦いをしかけ、何世代もの後にその戦いに完全に勝利をおさめたのです。今日では、こういった生き物たちはもう力をもっていません。動物たちは私たちに立ち向かうのに沈黙しかもっていません。

クッツェーはコウモリになるとはどんなことかと考える。そしてその結論は、「充足した存在なのです……充足した存在であるという経験のひとつの呼び名は喜びなのです」。

わたしは「充足した存在」を経験したことがあったかどうか考えた。頭を使わず、純粋に身体的に嬉々として反応した瞬間はあっただろうか。思い出した中でいちばんそれに近い例は、スポーツをやっていたときにあった。若い頃、わたしはかなりのクリケット・プレーヤーだった。バッティングの技は、あるところから先は純粋に身体的になる。構えに入ったとき、こちらに投球されるボールに対して本能的な、何も考えない反応がある。わたしのバットがやすやすと完全なタイミングでボールを打ち、境界線までみごとな長打となったときの、素晴らしい、純粋に身体的な喜びを思い出すことができる。あれは純粋な喜びだろうか。そうかもしれない。

クッツェーは、この生の喜びに思考は必要とされないのに、われわれは考えないことを何か低級なことと信じるようになったと言う。

どちらにしても、これは関係のない議論かもしれない。

問題は、われわれが動物と共通するものを持っているかどうかという点にはない。共通点が何もなかったとしても、それで動物を殺してよいことにはならないのだ。

われわれが行なっているのは、「心を閉ざすこと。心は思いやりという機能の中枢で、わたしたちはそのおかげでときには他者と存在を共有することができる。……思いやりは、まったく主体にかかわることであり、客体にはほとんど関係がない」。

殺戮の驚異的な規模

イギリスでは毎年三五〇〇万頭の牛が殺される。平日一日につき一万四〇〇〇頭だ。これはアメリカの一〇パーセント強にあたる。アメリカではごくふつうの一日に、三八万頭の豚が殺され、一二万九〇〇〇頭の牛と五〇〇〇頭の子牛が命を奪われている。つまり、一分あたり二六四頭の豚が殺されているということだ。

この動物たちは不快な状況で殺されている。多くはケージや柵の中で一生を過ごしてきた。食用動物の生と死を取り上げた話は最近よく見かけるようになったし、それをここに繰り返したところで何かの役に立つわけではない。西洋社会では、動物を不必要に虐待するべきではないという考えが広まっている。

この殺戮の極端な苦痛と屈辱を味わわせてくれる本が何冊かある。元はドイツ語で書かれたベアト・シュテルヒの『牛』もその一冊だ。主人公はスイスへ出稼ぎに行くスペインの農業労働者。小説は彼がスイス高地のインネルヴァルトという村の農家でこれから一夏働こうとしている場面から始まる。最後の舞台は隣町の屠畜場で、彼は七年間の重労働のために体をこわし、ここで働くようになっている。そして、前に働いていた牧場で堂々たるリーダー格の雌牛だったブロッシュの、今は悲しげに屠畜場で死を待つ姿に出会うのだ。処理場の薄汚さの生々しい描写が、山の牧場の人間性と対比される。

知っている動物を殺すことのむずかしさを説明する巧みな仕掛けだ。つまり、大多数の人が肉を食べられるのは、自分に関係がないからだということを示している。

最近これを実地に試した例が二〇〇〇年四月にイギリスの新聞『ガーディアン』に載った。BBCテレビの「漂流者二〇〇〇」というシリーズに出演した人々の活動を報じた記事である。彼らはヘブリディーズ諸島のタランシーという島で一年間を過ごすという企画に応募した人たちだった。「漂流者」は大人が二七人と子供が八人である。

最初、このグループのベジタリアンはたった二人だった。しかし、この島の家畜を殺さなければならないと知ってその数は八人に急増する。最初に処分されたのは羊である。トリシア・ペイターが追い込みを担当した。「あの羊の目をまっすぐにのぞき込んだら、ほんとに悪いなという気になって。あれから肉は食べられなくなりました」と、新聞は彼女の言葉を記録している。

「肉食の好きな漂流者も、牧畜の貴重な教訓を学んだ。名前のある動物を殺すのは、はるかに困難なのだ。ヒースクリフという太りすぎの豚を肉屋のコリン・コリガンが処分するにあたっては、何日もの討論が巻き起こった」。

ゲイル・A・アイスニッツの書いた『屠畜場』も食肉処理の残酷さをあつかっている。副題はこの本を「アメリカの食肉産業における貪欲と怠慢と非人道的扱いのショッキングな物語」と、正しく説明している。ピーター・シンガーはこう評している。「この本は食肉産業に対する、吐き気を催すような、手厳しい告発だ。ゲイル・アイスニッツは食肉生産にかかっているベールの内側を見せてくれる」。

一九九四年には『ウォール・ストリート・ジャーナル』の記者、トニー・ホーウィッツの潜入調査が、鶏肉処理場内の恐怖に、危険な労働環境とみじめなほど少ない給料を加えた。数カ所の鶏肉処理場で働いたホーウィッツは、その仕事を「これ以上ないくらい速く、オーウェル風の管理と電子的監視を受け、気が遠くなるほど繰り返される限られた作業に分解され、体を壊しそうで、やりがいのある職人技はすべて排除され、そういうものを伸ばせるチャンスもない」と書いている。「仕事はあまりにペースが速くて、ばかばかしい混乱状態になることがしょっちゅうだった。腕と箱とニワトリが無茶苦茶に振り回されている。休憩時間になると気づくのは、脂肪の粒や血の滴がメガネに点々と付いている、襟に鶏肉の切れ端が挟まっている、水とヘドロで足首まで濡れている、手首が切り傷だらけになっている、といったことだった」。

その後の展開に照らすと奇妙なことなのだが、わたしは一七歳のとき、学校の社会見学で食肉処理場へ行った。しかしそのときは、目撃したことをいつも夕食の皿に載っている肉と感情的に結びつけなかった。

三〇年経っても処理場のあちこちをありありと思い出すから、かなり深い印象を受けたのだろう。特によく覚えているのは、巨大な豚らしきものに電気ショックを加え、血を抜くところだ。豚は後ろ脚で高いところのコンベアーに吊るされて動いていた。電気スパイクで失神させられた後、ある場所に来ると白いビニールのエプロンを着けた人が幅の広いナイフのような道具をのどに突き刺し、血がどっとあふれ出す。処理をしている人は血まみれだった。彼は毎日の不快な仕事に慣れきって、まるで平気に見える。そうでもしなければやっていられないだろう。一日中自責の念に駆られていたら、生きていられない。

高校時代の親友は、父親が養鶏場と鶏肉処理場を経営していた。友人も学校が休みになると処理場で働く。そこではニワトリを殺して、スーパーマーケットに配達するための処理をしていた。この場所についてはあまりよく覚えていないが、はっきり記憶しているのは、漏斗《ろうと》のような金属製の逆円錐があって、そこに生きたまま失神もさせられていないニワトリが逆さに放り込まれ、直後にのどを切られていたことだ。

全体としての記憶は、清潔でしっかり運営されている施設ということで、食肉処理場と同様だった。それでも、いちばん鮮明な思い出が死の瞬間や、その直後に生命が動物の体から流れ出していくところというのは、たぶん象徴的なことなのだろう。

世界全体に六〇億という人口があるのだから、大変な数の動物が殺されているのは驚くに当たらない。われわれは死というものを個人的にしか受け止めることができない。インドの地震で五〇〇〇人が死んだとしても、わたしにとって友人一人の死ほどの衝撃はない。動物についても同じだ。自分のペットが死んだらトラウマが残るが、よその猫が車にはねられてもそれはない。そうでなければ、どうして現代の世界に立ち向かうことができるだろうか。

死が意味を持つには、それが個人的である必要がある。人から、たいていはディナーパーティーの席で、飢え死にしそうになったら動物の肉を食べるかと聞かれることがある。これはわたしの節操が問われているのだと思う。ほかにどうしようもなければ、たぶん食べるだろうというのがわたしの答だ。ちょうど、ウルグアイのラグビー選手たちが飛行機事故で遭難したとき、アンデス山中でほかに生き延びる術がなくなった後、雪の中に保存していた死んだ仲間の肉を食べたのと同じである。

節操

原則。われわれはみな自分の原則を持っていて、ときどきそれを破るのだと思う。わたしは常にフィードバックと経験に照らして自分の原則を少しずつ変えている。これを軽蔑したがる人もいる。彼らはまた、原則をきちんと守っていない人をあざ笑う。こういう傲慢な世界観は単純すぎて、信頼に値しない。そうした考えを持っている人は、幅の狭い単純な人生を送ってきて、困難な決定や意見の分かれるような判断をした経験のないことが多い。わたしはベジタリアンであることに関連する原則を持っているが、それは今までに変化してきて、また変わるかもしれないし、状況次第では破るかもしれない。わたしは完璧ではないということだ。

実を言うと、ベジタリアンになりたての頃は心にやましいことがたびたびあった。自分が食べるものを決めるはずの原則を厳密に守らなかったのだ。それはわたしの原則が少々不安定だったことにも一因がある。

わたしはほんのときたま鶏肉を食べ、わりあい頻繁に魚を食べていた。特に外食で圧倒的に肉ばかりのメニューを見せられたときだ。明らかに自分の原則に違反しているのだが、それを選択的思いやりという怪しげな根拠で正当化していた。人は牛や豚、羊、水牛、ウサギなどの哺乳類と、何らかの関係を結ぶことができるというのがわたしの言い分だった。そういう動物は、少なくとも手なずけることが可能で、ペットにさえなり、少しは感情というものを持っているように見える。きっと痛みを感じるだろう。

ニワトリや、特に魚は、人間と連帯感を持たない、とわたしは本能的に信じていたというか、少なくともそう納得していた。イルカは人間によくなつき、まちがいなく五感を持つ生き物だが、哺乳類だ。クジラも同じ。ニワトリはあまり痛みを感じないし、魚はたぶんまったく感じないのだろうと、わたしは信じ込んでいた。

少年時代から青年時代にかけて、わたしはいくらか川釣りや海釣りの経験がある。あれは結構楽しかった。釣り場というのは、のどかで静かな川辺とか、荒波の打ち寄せる岩場などがふつうだ。マスを釣るフライ・フィッシングのように手先と目を微妙に協調させなくてはならないものもあって、面白い。追っているときのスリルは楽しかった一方で、釣り上げて殺す瞬間は好きになれなかった。これはわたしが臆病だったのが大半の理由だが、ほんの少しは思いやりもあったと思う。大した釣果《ちょうか》は上げられなかったが、それはわたしが殺すことに本気になれなかったせいかもしれない。しかし、捕まえて殺すとき、魚が苦しんでいるようには見えなかった。手近な石に魚の頭を打ちつける鈍い音以外に何の物音もしなかったし、目に見えるかぎりでは苦痛の徴候はなかった。川岸や手近な岩の上に放置すれば、魚は身をくねらせ、はね回って水中に戻ろうとするのだ。

菜食主義をめぐる調査をさんざん重ねてきた中で、魚が痛みを感じることを示す証拠を見つけたのはつい最近になってからだ。ただ、これについては科学界でもまだ意見が一致していないらしい。わたしがたしかだと思うのは、エディンバラのロスリン研究所（クローン羊のドリーを誕生させたことで有名だ）のリン・スネッドンをはじめとする科学者たちが、二つの実験によって、どう少なく見ても魚が痛みを感じることを示していると言っていることだ。

魚に「痛みますか」とは訊けないから、どうするか。スネッドン博士によると、二通りの実験が行なわれた。一つ目の実験では、マスに麻酔をかけ、ごく細い電極と感度のよい記録装置を使って、唇から脳へ送られる電気信号を捉えた。マスの唇にハチ毒を塗ると、現れた電気的記録は人間の疼痛受容体からのものと同じ特色を示しており、魚の唇に疼痛受容体があることを強く示唆している。

二つ目の実験は空腹で自由に泳いでいるマスに対して行なわれた。餌が与えられるとマスはすぐに平らげる。前もってハチ毒を唇に塗られていると、餌を食べずに不快感を示唆するような行動をとった。こうした行動が、マスがハチ毒を痛がっていることを示すさらなる証拠となっている。

あやふやなベジタリアンを数年続けた後、まだこの実験について知る前に、わたしはインチキをしているという気がしてきた。知的に立証できない逃げ道を作っていることを悟ったのだ。

ときおりわたしはこの「動物に対する思いやり」という問題が弱虫だけの話なのかと考える。結局の話、人間は何万年も前から動物を食べてきた。それはわれわれに深く根ざしている文化的伝統の一部でもある。しかし、こう考えていられるのは動物を目にするまでだ。牧場のそばを散歩していて牛のそばを通りかかったら、即座に本能的に思いやりの気持ちが戻ってくる。そうすると、どんな場合にも、もし出会うことがあれば、わたしは相手の動物を殺して食べることはできないと思い知る。単純にそれを延長すれば、ただ出会ったことがないからという理由で牛や豚を食べるわけにはいかない。

現在、多くの人が肉を食べられるのは、動物の死が自分と無関係になっているためだと思う。

大部分の人は食肉の生産で動物を苦しませない方がよいと考えている。イギリスやオーストラリアでの調査は見あたらなかったが、アメリカでは九三パーセントが食物用に飼育される動物の苦痛に反対している。一〇人のうち九人が、工場式農場で過度に閉じこめることをよくないと言い、工場式農業による動物性食品に対する人道的な代替品として「平飼い」の卵や「放牧」肉を求めるようになったとしている。
しかし、状況を変えるために行動を起こす人はほとんどいない。

第8章　非主流派

長年、ベジタリアンは社会の周辺に押しやられ、少数民族、ゲイ、レズビアン、環境保護主義者たちと暮らしてきた。これはたいていの人が思うほど悪い仲間ではないが、「エコフェミニズム」とは一線を画したい。

アメリカ人のフェミニズム作家で菜食主義を提唱するキャロル・J・アダムズは、肉食は動物の殺戮を促し（ほかにどうやって食べるのか）、男性の支配を助長すると主張する。

「男性として、動物殺しを気にしてはいけないことになっている。男は強くて雄々しくなくてはいけないのだ」と彼女は言う。「われわれの肉食文化は男にマッチョであれと教える」。これは乱暴で裏付けのない誇大表現だと思う。わたしは自分の男らしさが変わったとはまったく感じていない。

「動物は女性化され、女性は動物化されている。不平等がセクシーとされた。ポルノグラフィは女性が動物で、動物のように欲しがることを見せている」のだそうだ。わたしには肉を食べることとポルノグラフィとの間につながりなど感じられない。

とは言うものの、一九七〇年代の初め――いつだったかはっきりしない――のことに思い当たる。当時のわたしはジンバブエに住むうぶな若者で、まだたらふく肉を食べていたが、ロンドンのある有名人カップルがセックスレスになることを決めたという記事を読んだのだ。セックスが二人の関係を妨げたからというのがその理由で、「その先に何もなしでたっぷり抱き合っていられる人生はずっと楽しい」という彼らの言葉が報じられていた。セックスは結婚の重要な一部で楽しいものだと考えていたわたしには奇妙なことだった。その男性パートナー（たしかにもう夫という言葉は相応しくない）のさりげない言葉に、動物的な気持ちを抑えるために肉をやめた、という一言があった。肉食と性欲には直接の相関関係があって、どちらか一方だけをとるわけにはいかないという迷信は、いまだに広く信じられている。

血の気の多い男のほとんどが、ベジタリアンには女々しいところがあると考えるのは、これが理由だろうとわたしは疑っている。わたしの経験では、ベジタリアンをやっているのは奥さんがそうしてほしがっているからだろうと、目配せされたり肘で小突かれたりすることがよくある。

ともあれ、アダムズが指摘したつながりを、わたしは経験したことはない。

しかし、人は幼いときから肉が命を持っていたことを忘れるよう教え込まれるという彼女の主張には共感する。「平均的なアメリカ人は、一生の間にニワトリ九八四羽、七面鳥三七羽、豚二九頭、牛一二頭、子羊二頭、子牛一頭を消費する。われわれはこれに気づかないようにされている」と彼女は言う。

しかし、少数民族やゲイが今では社会に受け容れられ、主流に入るよう促されているのに対して、ベジタリアンはまだ完全に蚊帳の中には入れてもらえていない。

そういうわけで、肉食をやめようと人々に呼びかけているアメリカのアースセーブという非営利団体は、「ベジタリアン」という言葉を使わないことにした。アースセーブは「ベジタリアン」で連想される否定的な感情を避け（訳注：英語のvegetableには「活気のない」「つまらない」といった意味もある）、「植物ベース」食生活の長所を宣伝している。

その後に知ったのだが、一八五〇年代のイングランドで、菜食主義は、道徳的に熱心なこと、善い行ないをすること、より一層の「純潔」や「清廉潔白」などと結びつけられていた。この頃はまた、どういう理由からなのかわたしには見つけられなかったが、ある本によると「肉が性欲を引き起こすと考えられていた」時代だった。

また、ちょうどその頃から、イギリスの牛肉が大英帝国発展の推進力と考えられるようになっていったらしい。ただ、ここでもつながりを裏付ける証拠がわたしには見つけ出せなかった。しかし、コリン・スペンサーの『異端者の宴――菜食主義の歴史』には、金持ちと権力者の間では菜食主義が物笑いの種にまでおとしめられていたという記述がある。

とは言いながら、社会全体の中におけるベジタリアンの一般的イメージがいちばん損なわれたのは第一次世界大戦のときだろう。ベジタリアンは反戦主義と絡み合うようになり、戦わないことを反逆だと見る社会から激しい非難を浴びたのだ。スペンサーが書くところによると、七〇人の良心的兵役拒否者が、獄中食が食べられないことも含めた過酷な扱いのために獄死している。ハンストの結果、最終的には囚人にベジタリアン食という選択肢ができたが、社会の中におけるベジタリアンの評判はぼろぼろのままだった。実際、この当時ジョージ・オーウェルはベジタリアンの食事を「ボルシェヴィキ主義」と評している。たぶん、過激で共産的だと言いたかったのだろう。二つともあの時代のタブーである。

しかし、事態は少しずつだが変わってきている。

第9章　旅は終わるか？

シーラもわたしもジンバブエで子供時代を過ごし、成人してからの二〇年間は南アフリカ各地とオーストラリアに住んだ。

どの国でも付き合いにはバーベキューが欠かせない。植民地風のバーベキューには暗黙の儀式があって、肉がその中心になっている。たくさん食べるだけでなく、火の周りで肉を焼く男たちは肉の焼け具合をチェックしては話し合うのだ。うまい具合に火をおこして肉を焼けるかどうかが男らしさの条件になっている。ふつうのディナーパーティーよりも頻繁に、料理人は肉が美味しかったかどうか聞きたがる。肉の焼け具合と味について、男たちは互いに賞賛しあい、連帯感を深めるのだ。

シーラとわたしにはこの文化が染みこんでいた。わたしたちはその中で育ち、最初は父親が、次には友人たちがこうして客をもてなすのを見てきた。わたし自身もこの役割を身につけ、失敗さえしなければちょうどよい具合に火をおこして、最高にジューシーな肉を――お望みなら――焼けるようになった。

結婚して間もない時代、子供たちがまだ小さかった頃、自信はなさそうなのにいつも美味しい料理を作ってくれるシーラは、みごとなステーキを焼いてはガーリックソースや茹《ゆ》でたジャガイモを添えて、みずみずしいサラダと共に食卓にのせた。あれはわが家の語り草になっている。

こんな話を持ち出すのは、わたしたちが長いこと肉食大好き人間で、それが生活の一部になっていたことを知ってもらいたいためである。

だから、ベジタリアンへの切り替えは過激なものだった。

よく知っている人にベジタリアンはいなかった。実のところ、当時一人として知っていた記憶がない。ただ、今となってみると、自分たちの食習慣について、あえて言わないだけというベジタリアンが何人かは身近にいたとも思える。

自分たちの過去と「正常」な食習慣からの過激な別れに乗り出したとき、わたしたちには親切なガイドなどいなかった。活字に頼り、試行錯誤を繰り返したのだ。

肉なし二菜

まずはじめに直面したのは、「肉二皿に野菜一皿」という標準的な献立から肉をなくすという課題だった。

牛肉や鶏肉をやめるには、最初大きな犠牲を伴った。この冒険に乗り出して間もない頃には、食卓についたときにいつも何か物足りない感じがした。コメがとてもうっとうしかったことも憶えている。特に記憶に残っているのは、食事のとき噛みしめるものが何もないと感じたことだ。たぶん、口寂しかったのだと思う。禁煙する人にも同じ悩みがある。体全体がニコチンをほしがっている一方で、口はタバコをもてあそんでいたときの感触を惜しんでいるのだ。

シーラは料理にストレスを感じるようになっていった。どういう食材を組み合わせようか、どんな料理法にしようか、そして家族みんなが満足を感じるような食事を作れないのではないかと悩んでいた。

しかし、わたしたちはそれに耐え抜いた。決心は固かったし、ここであきらめたら意気地なしもいいところだ。

シーラは、新しい食材をいろいろ試すことでこの「肉なし二菜」の時期を乗り越えさせてくれた。いろいろな豆類が食卓に登場する――小豆、ヒヨコマメ、ササゲ、レンズ豆、インゲン豆、ソラ豆。それぞれ興味をそそられたし、中には美味しいものもあったが、ほとんどはぱっとしなかった。

豆類の時期でいちばん予期しなかった影響は腹にガスがたまることだった。夕食に豆をたっぷり食べたら、翌日は一日中おならの連発だ。猛烈な膨満感で、抑えようとしても不可能だった。ティーンエージャーだった二人の息子はもちろん我慢しなかったと思う。息子たちはそれを楽しんでいるように見えた。家族全体の消化器に豆が与えた影響は今もみんなで笑えるジョークになっている。

わたしたちはほとんど豆を食べなくなった。ただ、ときどきベジタリアン用のラザニアは食べる。肉の代わりにレンズ豆を使ってあるのだが、これが美味い。かすかな甘さがあって、肉を使ったラザニアよりずっと美味なのだ。付け合わせはアボカドがたっぷりのグリーンサラダと焼きたてのフランスパン。

これを腹八分でやめるのはむずかしい。問題は翌日、例のガスが勢力全開で戻ってくることだ。

一つわかったのは、豆を一晩水に浸し、取り出して洗ってからもう一度水に浸すと、ガスを減らせるということだ。これは面白くない仕事だし、味がよくなるわけでもない。そしてベジタリアン料理は簡単な肉料理よりも下ごしらえに時間がかかるという典型的な例だ。

食材やメニューをいろいろ試していた時期を通して、わたしはチーズサンドイッチをよく食べた。上質のチェダーチーズを挟んだサンドイッチの味を思っただけでたまらなくなったし、また歯ごたえを楽しんでもいたのだと思う。チーズを食べ過ぎていた気がする。それで何か害があったのかどうかは知らないが、どうも度を超しているという感覚はあった。

代用肉を食べた時期もある。挽肉に似せた大豆食品をパイに入れたりした。わたしが特に好きなのはリンダ・マッカートニーのブランドだ。うまく焼けた「マッカ」のパイは肉の不在を穴埋めして、二菜とバランスよく収まる。

しかしわたし以外の家族はこれが特に好きではなかったので、ほかに何も考えつかなかったときなど、たまに食べただけだった。

その後は着実に進歩を重ねているように見えたが、四年ほど前にシーラに再び危機が訪れた。わたしたちが食べていた、いわば「退屈」な食事に突然嫌気がさしたのだと思う。しばらくの間彼女はわたしたちが何を食べたらよいのか、考えられずにいた。

当時、彼女が抱えていたほかの問題に関連があったのかもしれないが、彼女は自信を失いかけていたのだった。シーラは最後の底力とでもいうべきもので、わたしたちのメニューを大きく変えることもなくそのハードルを乗り越え、わが家の食事は完全に安定した。典型的な一週間の食事には、野菜炒め、ライス、豆腐などが登場する。肉を食べる人がこれを見て鼻で笑うのが想像できる。しかし、実際のところ、とても美味しいのだ。キノコソースのパスタとグリーンサラダ、ヒヨコマメのラザニアとジャガイモのアンナ風などが入ることもある。

わたしたちが落ち着いた食事内容は人前で——ついでに言えば人前でなくとも——ガスが出るという問題も起こさなかった。

わたしたちの味覚や胃が以前よりずっと繊細になったことにも気がついた。レストランで贅沢な食事をすると腹具合が悪くなる。だいたいにおいて、わたしたちの食べ物には薄味のソースとかすかな風味がつきもので、圧倒的に新鮮だ。茹でた野菜は例外なくアルデンテの固さにしている。

わたしは肉を食べていた頃よりもずっとよく果物を食べるようになった。これは自然にそうなったもので、強制されたり意図したものではない。わたしの味覚が敏感になって新鮮な果物を十分に味わえるようになったことが一因だろうと思う。

ワインの好みも穏やかな味の方へ動いていった。昔はこくのあるオーストラリア産シャルドネが気に入っていたが、今ではトスカーナ産のオルヴィエトを好んで選ぶ。

外食

ベジタリアンになって最大の問題は外食だった。芝居や映画とか、自然の中でウォーキングを楽しんだ後、ふらりと入ったパブやレストランで幻滅するようなメニューに出くわすことがたびたびだった。ベジタリアン料理の選択の余地はほとんどない。野菜のオーブン焼き——溶けたチーズのかかっている蒸し野菜——だけということが多かった。しかし、最近では少しましになってきている。

友人の家での食事に招かれたときも、よく知っている友人でさえ、かなりの緊張状態になることがある。あるとき訊ねられたのは、なぜ「ふつうの人」がベジタリアンを客に招いたら、ベジタリアン用と他の客用と、二種類の食事を用意しなくてはならないのか、という質問だった。彼女がベジタリアンに招かれたときには一種類の食事しか用意されていないと言うのだ。たぶん言葉の上だけの質問だったと思うが、わたしはきちんと答えた。

「二通りの料理を作ることはありません。一種類、ベジタリアン用の食事を用意すればいいんです。何の害もありません。うちにいらっしゃることがあれば、美味しいベジタリアン料理の食事を一種類ご用意しますよ。家内は料理がとてもうまいんです。肉を食べるべきでないと考えている人間が肉料理を出すとは期待しないでしょう？　それに、ユダヤ人の友人を夕食に招いたら、家族用には豚肉料理、友人用には何か別のものを作りますか？」

わたしはもう、まともな夕食には肉がなくてはならないという考え方を受け容れない。

独りぼっちでやっていく

ここまでの簡単な記録から、正しい食生活——バランスがとれて、しかも美味しいベジタリアンの食事——を求めたわたしたちの冒険は、シーラが原動力であり舵取り役だったことがわかると思う。

彼女の助けがなかったら、今もベジタリアンでいたかどうか怪しい気がする。決意の堅さを試されることになっただろう。一つ確かなのは、彼女がいなかったらわたしの食べ物や食事はずっと貧しいものになっていたことだ。たぶんこれは、ベジタリアンかどうかにかかわらず、ほとんどの男性に言えることだと思う。料理のうまいパートナーなしでは、たいていの男は相当ひどい食生活になる。とはいっても、若い世代はそこまで絶望的ではなさそうだ。息子のサムは、あまり熱心なベジタリアンではないものの、料理にはいい腕前をもっている。

ところで、二年ほど前、まったく思いがけず、わたしはこの空想を試されることになった。シーラが去っていったのだ。インターネットを通じて好きになった男性をベジタリアンにするためということだったが、ほかの理由も挙げていた覚えがある。

で、その結果だが、わたしの食生活はたしかにバランスと質が急落した。独身男の食生活に逆戻りだ。サンドイッチ、シリアル、パブで食べる、食事を抜くといったことの連続。別れてから数カ月はベジタリアンでいたが、次第に――厳格な菜食主義を守るわたしの推進力になっていた――思いやりの心が、その他たくさんのものと同じように薄れていった。しばらくの間、自分も世界もどうなろうとかまわないと思っていた。

男としての自尊心が傷つき、元の殻の中に引きこもって、回復か死を待っていたのだ。

これと同じことが禁煙した人にも起きると聞いたことがある。タバコをきっぱりとやめ、吸いたいとも思わなくなっていたのが、人生で大きな番狂わせが起きたときにタバコが慰めになるような気がして、再びニコチンの虜になるという。

わたしの場合、自分が何を食べるか、何の気遣いもしなくなった。だいたいにおいてはベジタリアンだったが、たまには肉を食べる。土曜は近所の安食堂でベーコンエッグの朝食という習慣がやすやすと戻ってきた。とうとう最後にはステーキまで食べたが、美味しいとは思えず、しかも腹具合がおかしくなった。

少しずつ、自尊心を取り戻すにつれて、わたしはベジタリアンの柵の中へ帰っていった。しかし、最近ありがちなこの中年の危機の顛末《てんまつ》を、ベジタリアンでいることには犠牲がともなうのだと解釈しないでほしい。犠牲はまったくない。必要なのは手間とひまなのだが、皮肉なことに独身になってあれだけ時間の余裕を手に入れても、まともな使い方をしないのだ。

これまでのところ、わたし一人ではシーラが家族のために料理してくれたほどの食事を作れずにいるし、これからもたぶんできないだろう。わたしの食生活が、栄養学者に推奨され、わたしがこの本の中でベストだと書いたような、バランスのとれたものになっているかどうか、はなはだ自信がない。とはいえ、今もわたしは健康で精力的だと感じている。ということは、わたしがよい遺伝子をもっているか、あるいは栄養学者が保守的な側にかたよっているのだろう。ちょうど、起こりそうにない事件を心配する会社に助言するコンサルタントのようなものだ。

最近、わたしが日々心がけているのは、少なくとも一日おきに野菜をたっぷり食べること、毎日果物を一つは食べること（もっともたいていはそれ以上食べている）、なるべく精製されていないものを食べること、そして毎日一杯か二杯のアルコール飲料を飲むことだ（これはハーヴァード大学公衆衛生学部が推奨する食生活に含まれている――明らかに緊張を和らげてくれる）。科学的な根拠を知らないので、これをお勧めすることはできないが、文献に言われているほど食習慣に厳密でなくともかまわないという考え方を裏付けていると思う。

居心地のいい場所

この一〇年は長い旅だった。旅はまだ終わっていないが、わたしは重要な分岐点までたどり着いた、と感じている。

だが、これだけの調査を終えてみると、なんだかどうでもいいようなことだったようにも思えてくる。そういうことは、何かを調査・研究して文章にまとめたとき、えてして起こるものだが、わたしには予想以上にそれが強く感じられる。

わたしは今、心の底からベジタリアンであることに満足している。自然でふつうのことだと感じる。そうではない人たちがまちがっている気がする。もう自分自身にベジタリアンであることを言い訳する必要を感じないし、他人にも躊躇せずに告げることができる。

実際の話、今度のディナーパーティーでは、一体どうして肉など食べられるのか、客を問いつめてやろうと考えているのだ。

出典について

わたしはジャーナリストとしてこの本に着手し、書き上げた。情報の出典については、新聞に記事を書くときと同じようにあつかった。つまり、出典がだれなのか、もしくはどこなのかは挙げたが、学術的に完全な記述はつけていない。

これは書くときの流れをスムーズにするためで、同時に読むときの流れもスムーズになったと期待している。

圧倒的にわたしが使ったのは、インターネット上で入手できて定評のある情報源、とりわけ世界保健機関（ＷＨＯ）や食糧農業機関（ＦＡＯ）など国連の機関だ。しかし、こうした機関の統計情報が常に正確だとは思っていない。こういうものは加盟国の政府から集められていて、大部分の国については問題ないが、正確なデータを集める手段があるのか怪しい政府も一部にあり、さらに政治的な理由から数字をごまかす、ジンバブエのような国もほんの少し存在する。この本にも書いたが、世界の漁獲量は数年間にわたって水増しされていた。中国の熱心な役人たちが、担当する地方の漁獲量を多く報告して経歴に箔をつけようとしたためである。

たまたま手近にあったものも使った。たとえば、二〇〇三年の暮れにビョルン・ロンボルグがオーストラリアを訪問したとき、わたしは運良くクイーンズランド大学で彼の講演を聴くことができた。それ以前に彼の本は読んでいたが、実際に話を聞くことで彼の論旨がよく理解できた。世界の状況の楽観的な見方についてはロンボルグの著書をお薦めしたい。『環境危機をあおってはいけない――地球環境のホントの実態』という本だ。彼はワシントンDCにあるワールドウォッチ研究所の統計や議論を盛んに攻撃しているが、わたしはワールドウォッチ研究所の仕事も推薦する。

栄養について、わたしが見つけた中でいちばん良質で現実的かつ党派色のない情報はハーヴァード大学公衆衛生学部によるものだった。ベジタリアンによる情報は、特にインターネット上に優れたものがいくつもあるが、それではこの問題について中立とは見えにくいので、使用はなるべく控えめにした。

わたしはベジタリアンである自分の言い分を「証明」しようとは試みなかった。そうするには、情報源が信頼できることを納得してもらうために単調でつまらないことを細々と並べ立て、読者が自分で確かめる機会を提供しなければならない。

わたしが試みたのは、ディナーパーティーで話すように書くことだった。ディナーパーティーでは出典がどこであるかには触れても、それ以上の詳細は、訊ねられないかぎり口にしない。もし親愛なる読者がそれをチェックして、さらに詳しいことを知りたいと思われるなら、わたしが書いた情報源をグーグルなど優秀な検索エンジンで検索することをお勧めしたい。

訳者あとがき

本書は John Tilston, *How to Explain Why You're Vegetarian to Your Dinner Guests* (Trafford Publishing, 2004) の全訳です。

著者のティルストン氏は家族につられてベジタリアンになってしまったのに、ベジタリアンであり続ける理由をきちんと説明できなかったことが執筆の動機だったと書いています。その著者がいわば理論武装するための本というわけなので当然ですが、非常に説得力のある数字が次々と繰り出されます。しかし、読者もベジタリアンになるべきだといった押しつけは一切ありません。

まだ少ないものの、日本でもベジタリアンは着実に増えています。身近にベジタリアンがいたら、その理解のために、またご自身がベジタリアンならば、周囲の人に理解してもらうために、この本が少しでもお役に立てば幸いです。

「わたしはベジタリアンです」という人にはじめて出会ったのはもう一五年ほど前のことになるでしょうか。その後、日本人や外国人のさまざまなベジタリアンと一緒に食事をしたり、話を聞く機会がありました。この本には登場していませんが、たいていの方がご存じのように、インドなどには肉や卵を食べてはいけないとする宗教があり、厳格な人になると野菜の中でも食べないものがあると聞いたことがあります。

そういうベジタリアンの多くが日本では外食がむずかしいと言います。日本には精進料理という、一見ベジタリアンの伝統料理があるのですが、ほとんどが鰹節など動物性のだしを使っているのです。学校給食、老人ホームの食事、病院食、本書の中にも出てきた刑務所の食事など、まだ日本ではベジタリアンへの配慮が足りないと感じます。ただ、私の経験では、ベジタリアンだと言えばメニューになくとも対応してくれるレストランも増えてきています。

牛肉の消費量が文化のバロメーターと言われた時代からまだ半世紀ですから無理もないのでしょうけれど、ベジタリアンという選択が市民権を得る日が一日も早く訪れることを祈ってやみません。

翻訳にあたっては、日本教文社第二編集部の鹿子木大士郎さんにたいへんお世話になりました。最後になりましたが、ここに厚くお礼申し上げます。

小川昭子

二〇〇七年正月

世界はいま、地球温暖化をはじめとする環境破壊や、人間の尊厳を脅かす科学的な生命操作という、次世代以降にもその影響を及ぼしかねない深刻な問題に直面しています。それらが人間中心・経済優先の価値観の帰結であるのなら、私たち人類は自らのあり方を根本から見直し、新たな方向へと踏み出すべきではないでしょうか。

そのためには、あらゆる生命との一体感や、大自然への感謝など、本来、人類が共有していたはずの心を取り戻し、多様性を認め尊重しあう、共生と平和のための地球倫理をつくりあげることが喫緊の課題であると私たちは考えます。

この「いのちと環境ライブラリー」は、環境保全と生命倫理を主要なテーマに、現代人の生き方を問い直し、これからの世界を持続可能なものに変えていくうえで役立つ情報と新たな価値観を、広く読者の方々に紹介するために企画されました。

本シリーズの一冊一冊が、未来の世代に美しい地球を残していくための実践的な一助となることを願ってやみません。

[著者・訳者紹介]
ジョン・ティルストン（John Tilston） フリーランスの金融ジャーナリスト。「ダウ・ジョーンズ・ニューズワイア」「サンデー・タイムズ」「オーストラリアン・フィナンシャル・レヴュー」などに寄稿している。オーストラリア在住。

小川昭子　国際基督教大学卒業。訳書に、コールドウェル『パウロ、神のライオン』（三陸書房、共訳）、コートライト『ドラッグは世界をいかに変えたか』（春秋社）、クラットン＝ブロック『猫の博物館』（東洋書林）、チャーリアン『Modula-2 入門』（アスキー）、トーレッキー『LISP やさしい記号計算入門』（啓学出版）、『平凡な事柄の非凡な治癒力』（日本教文社）など。

〈いのちと環境ライブラリー〉

わたしが肉食《にくしょく》をやめた理由《りゆう》

初版第 1 刷発行　平成 19 年 3 月 15 日
初版第 2 刷発行　平成 27 年 8 月 25 日

著者　ジョン・ティルストン
訳者　小川昭子（おがわあきこ）
発行者　岸　重人
発行所　株式会社　日本教文社
〒 107-8674　東京都港区赤坂 9-6-44
電話　03-3401-9111（代表）　03-3401-9114（編集）
FAX　03-3401-9118（編集）　03-3401-9139（営業）
振替　00140-4-55519

装丁　細野綾子
印刷・製本　凸版印刷

ISBN978-4-531-01551-1 Printed in Japan

●日本教文社のホームページ　http://www.kyobunsha.co.jp/
乱丁本・落丁本はお取り替えします。定価はカバー等に表示してあります。

＊本書は、用紙に無塩素漂白パルプ（本文用紙は植林木パルプ100%）、印刷インクに大豆油インク（ソイインク）、またカバー加工に再利用可能なテクノフを使用することで、環境に配慮した本造りを行なっています。

PRINTED WITH SOYINK

株式会社 日本教文社　〒107-8674　東京都港区赤坂9-6-44　電話03-3401-9111(代表)
日本教文社のホームページ　http://www.kyobunsha.jp/
宗教法人「生長の家」〒409-1501　山梨県北杜市大泉町西井出8240番地2103　電話0551-45-7777(代表)
生長の家のホームページ　http://www.jp.seicho-no-ie.org/
各本体価格(税抜)は平成27年8月1日現在のものです。品切れの際はご容赦ください。